Molke, Joghurt, Kefir & Co.

Simone Harland

Fit und gesund

Molke, Joghurt, Kefir & Co.

Der Text dieses Buches entspricht den Regeln der neuen deutschen Rechtschreibung.

Fotos und Zeichnungen: Archiv FALKEN Verlag; außer: S. 17, 21: Reinhardt-Tierfoto, Heiligkreuzsteinach
Redaktion: FROMM MediaDesign GmbH/Sabine Rasel, Ärztin
Layout und Gesamtproduktion: FROMM MediaDesign GmbH, Selters/Ts.

10937X817 2635 4453 6271

03 02 01 00

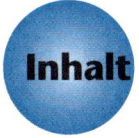

Inhalt

Buttermilch – Milch einmal anders

Anhang

Abkürzungen

µg	=	Mikrogramm
mg	=	Milligramm
g	=	Gramm
ml	=	Milliliter
cm	=	Zentimeter
EL	=	Esslöffel
Msp.	=	Messerspitze
Trpf.	=	Tropfen

Die gesunden Fitmacher

Kefir, Joghurt, Quark und Buttermilch sind überaus gesund – das weiß mittlerweile jedes Kind. Kein Wunder, dass jeder Deutsche durchschnittlich 24 Kilogramm der leckeren Milchprodukte im Jahr verzehrt. Auch die Molke, ein Nebenprodukt der Käsezubereitung, die in früheren Zeiten zu einer Kur dazugehörte wie heute Wasseranwendungen und Fangopackungen, dann aber ein wenig in Vergessenheit geraten war, feiert mittlerweile ihre Renaissance. Bei der Suche nach natürlichen Heilmitteln, die im Gegensatz zu Medikamenten keine oder nur geringe Nebenwirkungen haben, stieß man wieder auf die Molke. Verschiedene Untersuchungen stellten fest, dass sie dazu beiträgt, einer Reihe von Krankheiten vorzubeugen, und dass sie sogar in gewissem Rahmen therapeutisch eingesetzt werden kann.

Auch Quark, Kefir, Joghurt und Buttermilch besitzen heilende Eigenschaften. Dies ist schon allein an der Tatsache zu erkennen, dass unsere Großeltern und deren Vorfahren zur Unterstützung der Genesung vieler Krankheiten Quarkwickel einsetzten und Kefir den Beinamen „Getränk der Hundertjährigen" trägt. Joghurt hingegen unterstützt unter anderem die Darmflora. Vor allem den so genannten probiotischen Joghurts werden noch weitere positive Eigenschaften für die Gesundheit zugeschrieben. Buttermilch ist nicht nur gut für die Haut, sie stärkt zudem das Immunsystem.

Das ist jedoch noch längst nicht alles, was die gesunden Fitmacher aus der Milch können. Sie tragen außerdem dazu bei, dass wir uns insgesamt leistungsfähiger fühlen, sie helfen wirkungsvoll beim Abnehmen überschüssiger Pfunde, und sie leisten wertvolle Dienste für die Schönheit. Wer seinem Badewasser schon einmal Buttermilch beigegeben hat, kann Letzteres sicher bestätigen. Gründe genug, diese leckeren Produkte etwas genauer unter die Lupe zu nehmen.

In diesem Ratgeber erfahren Sie alles Wissenswerte über die Fähigkeiten von Molke, Joghurt, Quark und Co. Er informiert Sie, wie Sie mit Hilfe der eiweißreichen Muntermacher Krankheiten vorbeugen und Beschwerden lindern können, wie Sie sie gezielt einsetzen, um ein paar lästige Pfunde loszuwerden, und wie Haut und Haare von den „Schönheitsmitteln aus dem Kühlregal" profitieren.

Sie finden Tipps und Rezepte, wie Sie die natürlichen Heilmittel für Ihre Zwecke verwenden können, und Sie erfahren alles über die Inhaltsstoffe der verschiedenen Milchprodukte und deren Wirkung. Außerdem erhalten Sie einen Einblick in die Geschichte von Joghurt, Quark und andere Milchprodukte und werden darüber informiert, wie Sie Joghurt und Quark problemlos selbst herstellen können.

Ein paar besonders leckere Rezepte sollen Sie dazu verführen, öfter einmal zu den gesunden Fitmachern aus dem Kühlregal zu greifen. Doch nun viel Spaß beim Lesen, guten Appetit beim Probieren und alles Gute für Ihre Gesundheit!

Molke –
ein „Abfallprodukt"
macht Furore

Was ist Molke?

Die meisten Menschen haben die Bezeichnung Molke schon einmal gehört, einige haben Molke schon einmal probiert, doch die wenigsten wissen, worum es sich dabei handelt. Zwar bringen die meisten Molke folgerichtig mit Milch in Zusammenhang (schließlich liegt die Verbindung zum Begriff Molkerei nahe), aber dabei bleibt es in der Regel auch. Kein Wunder, waren Molkeprodukte doch lange Zeit nur im Reformhaus – wenn überhaupt – erhältlich. Das ändert sich allerdings langsam: Molkedrinks kann man mittlerweile im Supermarkt kaufen und in vielen Fitnessstudios gehören sie zu den beliebtesten Getränken überhaupt. Zum Glück, denn Molke ist ein hochwertiges Nahrungsmittel, das zahlreiche positive Auswirkungen auf den menschlichen Organismus hat. Es ist allerdings verständlich, dass die Molke bisher relativ unbekannt war: Schließlich galt sie lange Zeit nur als Abfallprodukt bei der Käseherstellung. Molke ist nämlich der Stoff, der „übrig bleibt", wenn aus der Milch allmählich Käse oder Quark wird.

Wie Molke entsteht

Damit aus Milch Käse oder auch Quark werden kann, müssen der Milch bestimmte Stoffe (entweder Lab, ein Enzym aus Kälbermägen, oder bestimmte Bakterien) zugesetzt werden. Auf diese Weise wird der Gerinnungsprozess der Milch in Gang gesetzt. Es entsteht einerseits der Käse oder Quark, andererseits setzt sich eine gelbgrünliche Flüssigkeit ab: die Molke. Während der Käse beziehungsweise Quark vor allem aus dem in der Milch enthaltenen Käseeiweiß (Kasein) und Fett besteht, enthält die Molke hauptsächlich Wasser, Milchzucker und die so genannten Molkeeiweiße Albumin und Globulin sowie – je nach Art der Molke – gewisse Mengen Milchsäure. Außerdem beinhaltet die Molke noch weitere Substanzen, die sie so wertvoll für den Menschen macht, nämlich zahlreiche Vitamine und Mineralstoffe.

Leider ist die frische Molke nur wenige Stunden haltbar – dann schmeckt sie bitter und käsig. Aus diesem Grund muss sie möglichst schnell nach der Herstellung verbraucht oder haltbar gemacht werden. In der Regel wird die Molke heute durch Sprühtrocknung, also unter Vakuum bei 85 Grad Celsius, haltbar gemacht, erhitzt oder aber in ein Konzentrat überführt. Frische Molke ist im Handel nicht erhältlich.

Die kurze Haltbarkeit war der Hauptgrund, warum die Molke lange als Abfallprodukt der Käseherstellung galt: In früheren Zeiten, als es die modernen Methoden der Lebensmittelkonservierung noch nicht gab, konnte man die Molke nicht aufbewahren. Sie wurde entweder in das Abwasser geleitet oder aber an das Vieh verfüttert. Ausnahme: In Kurorten wurde die anfallende Molke auch an die Kurgäste ausgeschenkt (mehr dazu im Abschnitt „Molke heute und in früheren Zeiten").

In Abhängigkeit von der Herstellungsart des Käses kann man drei Molkesorten voneinander unterscheiden:

Molkesorten

Süßmolke	Sie entsteht bei der Herstellung von Hartkäse. Der Milch wird zur Käseherstellung das Enzym Lab zugesetzt.
Sauermolke	Sie entsteht meist bei der Herstellung von Quark oder bei der Käseherstellung mit Hilfe des Enzyms Lab durch Nachsäuerung. Bakterien sorgen dafür, dass der Milchzucker in Milchsäure umgewandelt wird. Diese wiederum bringt den Gerinnungsprozess der Milch und die Abscheidung der Molke in Gang.
Technische Molke	Sie entsteht, wenn das in der Milch enthaltene Eiweiß Kasein durch andere Substanzen als Lab oder Milchsäure ausgefällt wird. Zu diesen Substanzen zählt unter anderem Salzsäure.

Der Hauptunterschied zwischen Süß- und Sauermolke besteht darin, dass die Süßmolke weniger Milchsäure und mehr Milchzucker (Laktose) enthält als die Sauermolke. Hinsichtlich ihres Fett-, Eiweiß-, Vitamin- und Mineralstoffgehalts unterscheiden diese beiden wichtigsten Molkesorten sich kaum. Sie sind beide äußerst reich an lebensnotwendigen Mineralstoffen und Spurenelementen, vor allem an Kalzium, Kalium, Eisen und Zink.

tipp Für den Verbraucher ist es wichtig zu wissen, dass Molkegetränke in der Regel aus Sauermolke hergestellt werden. Süßmolke hingegen wird meist verwendet, um Molkepulver herzustellen, das man unter anderem zur Herstellung eigener Molkedrinks benutzen kann, das vor allem aber auch Nahrungsmitteln (zum Beispiel manchen Speiseeissorten oder Nahrungsmitteln, die speziell für Sportler konzipiert sind) zugesetzt wird.

Gesund, gesund: die Inhaltsstoffe der Molke

Der Hauptbestandteil der Molke ist – wie könnte es anders sein – Wasser, das bei der Käse- oder Quarkherstellung abgeschieden wird. Außerdem kommen vor allem Milchzucker (Laktose), Eiweiße (Albumin und Globulin) sowie Milchsäure und Mineralstoffe in der Molke vor. Auch Vitamine sind in größerem Maße in ihr enthalten, während sie im Vergleich zur Milch relativ fettarm ist. Deshalb ist Molke auch wesentlich kalorienärmer als herkömmliche Vollmilch – sie enthält 105 Kilojoule (25 Kilokalorien) pro 100 Milliliter, Vollmilch dagegen rund 272 Kilojoule (65 Kilokalorien). Wenn Sie also Wert darauf legen, diese gesunden Inhaltsstoffe über ein Milchprodukt zu sich zu nehmen, entscheiden Sie sich statt für Vollmilch doch lieber häufiger einmal für Molke. Auf diese Weise tun Sie Ihrem Körper nicht nur etwas Gutes, Sie bleiben auch schlank.

Milchzucker – einer der Hauptbestandteile der Molke

Ein Liter Süßmolke beinhaltet durchschnittlich etwa 48 Gramm Milchzucker, ein Liter Sauermolke rund 42 Gramm. Milchzucker, der den wissenschaftlichen Namen Laktose trägt, ist damit einer der mengenmäßig am stärksten vertretenen Inhaltsstoffe der Molke. Die Laktose gehört zur Gruppe der Kohlenhydrate. Das sind Substanzen, aus denen unsere Körperzellen vorrangig die von ihnen für ihre Funktion benötigte Energie beziehen. Bei Kohlenhydraten handelt es sich um Ein- oder Mehrfachzucker, das heißt, sie bestehen aus einfachen Zuckermolekülen oder aus einer Gruppe von miteinander verknüpften Zuckermolekülen. Die Laktose ist ein Zweifachzucker, sie besteht also aus zwei Zuckermolekülen. Der Milchzucker wird unter anderem mit Hilfe eines von der Bauchspeicheldrüse produzierten Enzyms namens Laktase in die beiden Einfachzucker Glukose und Galaktose aufgespalten, die die Darmwand passieren können, in das Blut übertreten und dem menschlichen Organismus dann zur Energiegewinnung zur Verfügung stehen.

Das Positive am Milchzucker ist, dass er vom Körper rasch verwertet werden kann und somit schnell Energie liefert. Gleichzeitig lässt er jedoch den Blutzuckerspiegel längst nicht so rasch ansteigen, wie es raffinierter Zucker tut, der zum Beispiel in Süßigkeiten enthalten ist. Das hat zur Folge, das Milchzucker – natürlich in Maßen – auch von Diabetikern verwendet werden kann.

Vorteilhaft für den Darm

Neben seiner Bedeutung für die Energiegewinnung hat der Milchzucker eine ausgesprochen positive Wirkung auf den Darm und die Verdauung. Der Grund: Die Laktose wird nicht vollständig vom Körper verwertet. Ein gewisser Teil gelangt nahezu unverarbeitet in den Dickdarm. Hier leben nun Bakterien, die mit dem restlichen Milchzucker noch einiges anfangen können. Zu den Darmbewohnern gehören nämlich unter anderem Milchsäurebakterien wie Laktobazillen und Bifidobakterien. Diese ernähren sich vom Milchzucker und spalten ihn in Milchsäure. Die Folge: Das Milieu im Darm wird angesäuert. Was sich zuerst so negativ anhört, ist ausgesprochen gut für unsere Gesundheit, denn in einem sauren Milieu können die meisten der gesundheitsschädlichen Bakterien, die in den Darm gelangen, nicht überleben – sie werden abgetötet. Den Bakterien, die unsere normale Darmflora bilden, macht der saure pH-Wert des Darms jedoch nichts aus. Ganz im Gegenteil: Sie fühlen sich darin so richtig wohl. Der Milchzucker trägt also seinen Teil dazu bei, die gesunde Darmflora zu unterstützen und Krankheitserreger abzutöten.

Hinzu kommt, dass die Milchsäure aus dem Milchzucker den Weitertransport des Stuhls beschleunigt. Auf diese Weise wird der Kot auch nicht so stark eingedickt. Besonders Menschen, die unter Verstopfung leiden, ist es daher zu empfehlen, Milchzucker zu sich zu nehmen – der Stuhl ist längst nicht mehr so hart, und mit der Verdauung klappt es insgesamt besser.

Der Darm – Teil des Immunsystems

Unser Darm enthält einen wichtigen Bestandteil des Immunsystems – die so genannten Peyer-Plaques. Das sind Ansammlungen von Immunzellen, die beim Eindringen körperfeindlicher Strukturen (zum Beispiel Bakterien, Viren, Pilze) in den Darm dafür sorgen, dass eine Immunreaktion ausgelöst wird: Dabei werden spezielle weiße Blutkörperchen aktiviert und Antikörper gebildet, um die Eindringlinge unschädlich zu machen. Die im Darm lebenden „guten" Bakterien tragen dazu bei, dass das „Darm-Immunsystem" funktioniert. Nur wenn die Darmflora intakt ist, können die Immunzellen im Darm richtig und rasch reagieren. Da der Milchzucker aus der Molke dazu beiträgt, dass die „guten" Bakterien im Darm ausreichend ernährt werden und sich vermehren, wirkt er mittelbar auch auf das Immunsystem ein und sorgt dafür, dass wir gesund bleiben.

Achtung! Milchzuckerunverträglichkeit

So gesund Molke ist – es gibt Menschen, die sie aufgrund des in ihr enthaltenen Milchzuckers nicht vertragen. Diese Milchzuckerunverträglichkeit, auch Laktoseintoleranz genannt, entwickelt sich allerdings meist erst nach dem Säuglingsalter. Die Bauchspeicheldrüse von Säuglingen produziert das Enzym Laktase, das notwendig ist, um den Milchzucker aufzuspalten. Nach dem Abstillen beziehungsweise der Umstellung von Flaschennahrung auf feste Kost geht die Produktion der Laktase erst einmal zurück. Durch die Aufnahme von Milch oder Milchprodukten, die Milchzucker enthalten, wird die Laktaseproduktion jedoch normalerweise wieder angeregt. Manche Menschen vertragen jedoch überhaupt keinen Milchzucker mehr. Zu den Folgen gehören sauer riechender Durchfall nach dem Verzehr von Milchprodukten, Bauchschmerzen und Blähungen. Während in unseren Breiten nur etwa zehn bis 15 Prozent der Bevölkerung keinen Milchzucker vertragen, ist die Laktosentoleranz zum Beispiel in Asien weit verbreitet. Falls Sie wissen, dass Sie unter Laktoseintoleranz leiden, sollten Sie auf Molke verzichten. Sie können allerdings immer noch von der gesundheitsfördernden Wirkung von Sauermilchprodukten wie zum Beispiel Joghurt, Quark oder Kefir profitieren: In diesen Erzeugnissen wurde der Milchzucker durch die in ihnen enthaltenen Milchsäurebakterien bereits zu Milchsäure umgewandelt, die auch Menschen mit Laktoseintoleranz bestens vertragen können.

Noch einen weiteren Vorteil hat der rasche Weitertransport des Stuhls im Darm: Schadstoffe, die in der Nahrung enthalten sind, können nicht so lange auf die Darmwand einwirken. Dadurch beugt der Milchzucker (beziehungsweise die Milchsäure) Krebserkrankungen des Darms vor, die durch in der Nahrung enthaltene Giftstoffe begünstigt werden.

Das Eiweiß in der Molke – hochwertig und lebenswichtig

Molke beinhaltet neben dem Kohlenhydrat Milchzucker auch Eiweiße (Proteine), nämlich Globulin und Albumin. Ein Liter Süß- oder Sauermolke enthält etwa acht Gramm Eiweiß. Das ist zwar nicht besonders viel, doch ist dieses Eiweiß für den menschlichen Körper ganz besonders wichtig. Im Molkeeiweiß sind nämlich so genannte essenzielle, das heißt lebensnotwendiger Aminosäuren, die der Körper selbst nicht bilden kann, in größeren Mengen enthalten.

Aminosäuren sind die Bausteine der Eiweiße. Ein Eiweiß (der Fachbegriff lautet Protein) setzt sich zumeist aus sehr vielen Aminosäuren zusammen. Unser Körper benötigt diese Proteine für viele Abläufe im Körper, unter anderem zur Bildung neuer Zellen (zum Beispiel von neuen Hautzellen nach einer Verletzung oder zum Aufbau von Muskulatur). Einige dieser Aminosäuren kann unser Organismus selbst herstellen, andere – die essenziellen Aminosäuren – müssen ihm mit der Nahrung zugeführt werden. Im Vergleich zu anderen Nahrungsmitteln beinhaltet Molke einen großen Anteil essenzieller Aminosäuren – ein Grund mehr, häufiger einmal Molke zu trinken.

Der Molkebestandteil Milchsäure

In der Molke kommt nicht nur Milchzucker vor, der von Darmbakterien zu Milchsäure umgewandelt wird, Molke selbst enthält auch die von Bakterien hergestellte Milchsäure: Süßmolke zwar nur ein Gramm pro Liter, Sauermolke dagegen immerhin schon fünf Gramm pro Liter. Dass Milchsäure den Aufbau eines gesunden Darmmilieus sowie die Verdauung fördert, wissen Sie schon aus dem Abschnitt über Milchzucker. Sie wissen aber noch nicht, dass Molke vor allem rechtsdrehende oder L(+)-Milchsäure enthält.

Rechtsdrehende Milchsäure wird vom menschlichen Körper selbst hergestellt und kann rasch wieder abgebaut werden. Neben der rechtsdrehenden gibt es noch die so genannte linksdrehende D(–)-Milchsäure, die der Organismus nicht selbst produzieren kann. Diese wird weniger schnell abgebaut.

Linksdrehende Milchsäure – eine Gefahr für den Körper?

Viele Menschen glauben, dass sie vorwiegend rechtsdrehende Milchsäure zu sich nehmen sollten, weil der Körper linksdrehende Milchsäure nicht so gut verarbeiten kann. Dabei unterscheiden sich die beiden Milchsäurearten kaum voneinander – ihre

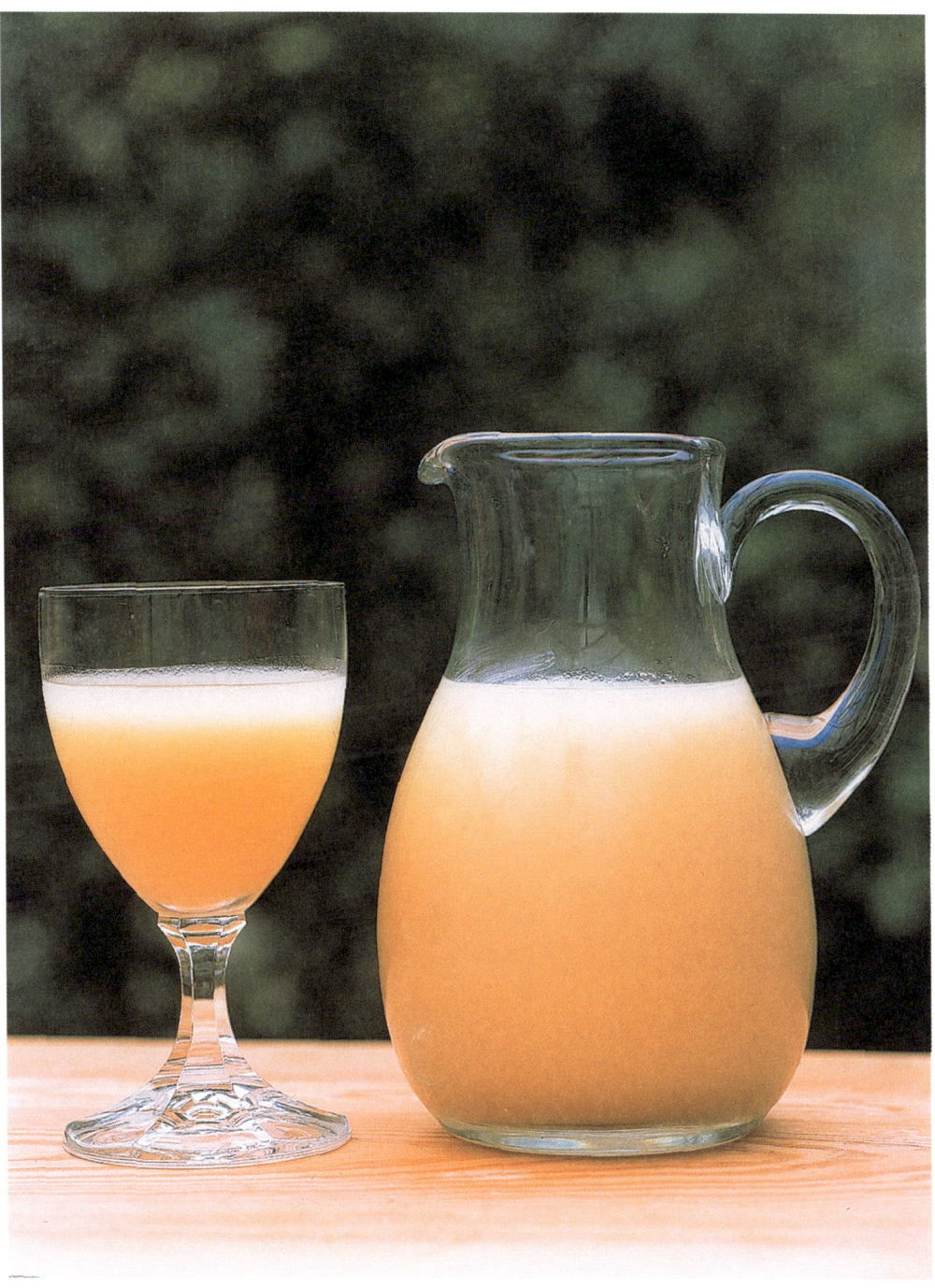

chemische Zusammensetzung ist gleich (sie bestehen beide aus der gleichen Anzahl von Kohlenstoff-, Sauerstoff- und Wasserstoffmolekülen), nur eine ihrer Molekülgruppen ist räumlich anders angeordnet. Dieser kleine Unterschied führte – auch unter Wissenschaftlern – zu der Annahme, dass die linksdrehende, im Körper normalerweise nicht vorkommende Milchsäure zu einer Verschiebung des natürlichen pH-Werts des Blutes führt (der pH-Wert des Blutes darf sich nur in engen Grenzen bewegen, eine größere Verschiebung in Richtung sauer oder alkalisch ist lebensgefährlich). Man ging davon aus, dass das Blut bei der Aufnahme zu großer Mengen linksdrehender Milchsäure übersäuert würde; sogar Höchstwerte für die tägliche Aufnahme linksdrehender Milchsäure wurden von der Weltgesundheitsorganisation (WHO) festgesetzt. Diese Theorie konnte wissenschaftlich jedoch nicht bestätigt werden, die Höchstwerte wurden wieder abgeschafft.

Dennoch sind noch heute viele Menschen (darunter auch Wissenschaftler und Naturheilkundige) der Ansicht, dass es gefährlich sein könnte, zu viel linksdrehende Milchsäure zu sich zu nehmen. Mit Molke, die im frischen Zustand vorwiegend rechtsdrehende Milchsäure enthält, sind Sie in jedem Fall auf der sicheren Seite – achten Sie jedoch darauf, dass auf dem Etikett des Molkeprodukts angegeben ist, dass die Molke L(+)-Milchsäure beinhaltet. Machen Sie sich jedoch auch dann keine Sorgen, wenn das von Ihnen bevorzugte Molkeprodukt auch linksdrehende Milchsäure beinhaltet. Ihr Körper wird ganz bestimmt kein Problem haben, damit klar zu kommen.

Vitamine, Vitamine

Molke enthält neben den eben genannten Bestandteilen eine ganze Reihe an Vitaminen (siehe nebenstehende Tabelle). Vitamine sind Substanzen, die unser Körper benötigt, aber nicht selbst herstellen kann. Wir müssen sie deshalb mit der Nahrung aufnehmen. In der Molke finden sich vor allem Vitamine der B-Gruppe.

Vitamin B₁ – das Nervenvitamin

Fast die Hälfte des Tagesbedarfs an Vitamin B1, das auch Thiamin genannt wird, lässt sich durch einen Liter Molke decken. Dieses Vitamin hat eine positive Wirkung auf unsere geistige und körperliche Leistungsfähigkeit. Fehlt es, können depressive Verstimmungen die Folge sein.

Daneben spielt Thiamin eine ausgesprochen wichtige Rolle im Kohlenhydratstoffwechsel, also bei der Verwertung kohlenhydratreicher Nahrungsmittel durch unseren Körper.

Vitamin B₂ zur Energiegewinnung

Ein Liter Molke deckt knapp den Tagesbedarf an Vitamin B2 (Riboflavin). Vitamin B2 wurde früher auch Laktoflavin genannt, da es in der Molke entdeckt wurde. Dieses Vitamin müssen wir zu uns nehmen, damit unser Körper aus den mit der Nahrung aufgenommenen Nährstoffen Energie gewinnen kann. Ohne Riboflavin können sich zum Beispiel Säuglinge und Kleinkinder nicht richtig entwickeln.

Vitaminreiche Molke

Vitamin	1 l Molke enthält	Tages-bedarf
B_1	0,4 mg	1,1 mg
B_2	1,4 mg	1,5 mg
B_6	0,5 mg	1,6 mg
B_{12}	1,5 µg	3,0 µg
C	9,0 mg	75,0 mg
Niacin	2,0 mg	15,0 mg
Folsäure	50,0 µg	120,0 µg

Vitamin B_6 – notwendig für die Verwertung von Eiweiß

Vitamin B6 oder Pyridoxin braucht unser Organismus, um das Eiweiß aus der Nahrung weiter zu verwerten. Es ist beispielsweise am Aufbau von körpereigenen Stoffen aus Nahrungseiweißen beteiligt. Ohne Pyridoxin kommt es unter anderem zu Störungen des Nervensystems. Ein Drittel des täglichen Pyridoxinbedarfs kann durch einen Liter Molke gedeckt werden.

Vitamin B_{12} für Blut und Nerven

Vitamin B_{12} ist für die Bildung der roten Blutkörperchen unabdingbar. Ohne das Vitamin, das auch Cobalamin heißt, entwickeln sich nicht genug rote Blutkörperchen, was zur Folge hat, dass das Blut nicht mehr genug Sauerstoff zu den Zellen transportieren kann.

Auch die Umhüllungen von Nervenfasern, die Myelinscheiden, werden nur aufgebaut, wenn genug Vitamin B_{12} in der Nahrung vorhanden ist. Die Myelinscheiden sorgen dafür, dass Nervenimpulse rasch übertragen werden und wir schnell reagieren können. Molke ist eine sehr gute Cobalaminquelle – ein Liter deckt etwa die Hälfte des täglichen Bedarfs.

Niacin für Stoffwechselfunktionen

Das in der Molke enthaltene Vitamin Niacin ist ebenfalls dafür zuständig, Energie aus den aufgenommenen Nährstoffen zu gewinnen. Ohne Niacin geht in unserem Körper sozusagen nichts. Das Vitamin trägt dazu bei, den Fettgehalt des Blutes zu verringern und reduziert auf diesem Weg das Risiko für Arterienverkalkung und somit für Herzkrankheiten. Molke ist eine gute Niacinquelle – ein Liter enthält immerhin etwa ein Siebtel des Tagesbedarfs an diesem Vitamin.

Folsäure und die Blutbildung

Folsäure ist – genau wie Vitamin B_{12} – an der Bildung der roten Blutkörperchen beteiligt. Wird nicht genug Folsäure aufgenommen, werden weniger rote Blutkörperchen gebildet. Die roten Blutkörperchen transportieren den Sauerstoff zu den Zellen: Sind weniger rote Blutkörperchen im Blut vorhanden, werden die Zellen schlechter mit Sauerstoff versorgt.

Außerdem ist Folsäure am Aufbau unserer Erbsubstanz beteiligt; nimmt eine Frau in der Schwangerschaft zu wenig Folsäure zu sich, kann dies in den ersten zwölf Schwangerschaftswochen zu Fehlbildungen beim Embryo führen.

Ein Liter Molke deckt nahezu den halben Tagesbedarf eines Erwachsenen an der lebensnotwendigen Folsäure.

Vitamin C zur Stärkung des Immunsystems

Vitamin C (Ascorbinsäure) ist dafür bekannt, dass es positive Auswirkungen auf das Immunsystem hat. Es sorgt dafür, dass wir weniger anfällig für Krankheiten sind. Gleichzeitig trägt es dazu bei, bestimmte, für den Körper schädliche Stoffe, die so genannten freien Radikale, unschädlich zu machen. Diese begünstigen unter anderem die Entwicklung von Krebserkrankungen. Außerdem wird Vitamin C bei der Blutgerinnung und zur Wundheilung benötigt, denn es regt die Bildung von Bindegewebe an. Molke enthält einen nicht zu unterschätzenden Anteil an diesem Vitamin.

Molke und die Mineralstoffe

Neben den genannten Vitaminen enthält Molke größere Mengen an Mineralstoffen (siehe nebenstehende Tabelle), vor allem das für den Knochenstoffwechsel wichtige Kalzium. Diese Substanzen müssen – wie die Vitamine – mit der Nahrung aufgenommen werden. Ohne sie können bestimmte Abläufe im Organismus nicht stattfinden.

Kalziumreiche Molke

Wer einen Liter Sauermolke zu sich nimmt, deckt damit seinen Tagesbedarf an Kalzium, der bei 800 Milligramm liegt. Kalzium ist deshalb so wichtig für uns, weil der Mineralstoff in die Knochen eingelagert wird und ihnen ihre Stabilität verleiht. Wird zu wenig Kalzium mit der Nahrung aufgenommen, entzieht der Organismus den Knochen Kalzium, denn auch die Muskeln und Nerven benötigen den Mineralstoff. Die Folge: Die Knochen werden brüchig. Vor allem Jugendliche, Schwangere und Frauen in und nach den Wechseljahren sollten darauf achten, genug Kalzium zu sich zu nehmen. Aufgrund ihres Kalziumreichtums ist Molke das ideale Getränk für diese Personengruppen.

Kalium entwässert die Zellen

Mit 1,4 Gramm pro Liter ist Molke ebenfalls reich an Kalium – zwei bis drei Gramm dieses Mineralstoffs benötigen wir täglich. Kalium ist dafür zuständig, die Körperzellen zu entwässern. Die Zellen benötigen

Mineralstoffe in der Molke

Mineralstoff	1 l Sauermolke enthält	1 l Süßmolke enthält
Chlorid	1,0 g	1,0 g
Eisen	0,8 mg	0,8 mg
Kalium	1,4 g	1,4 mg
Kalzium	1,0 g	0,5 g
Kupfer	0,2 mg	0,2 mg
Magnesium	0,08 g	0,04 g
Mangan	26,0 µg	6,0 µg
Natrium	0,4 g	0,4 g
Phosphat	0,5 g	0,5 g
Zink	2,0 mg	0,3 mg

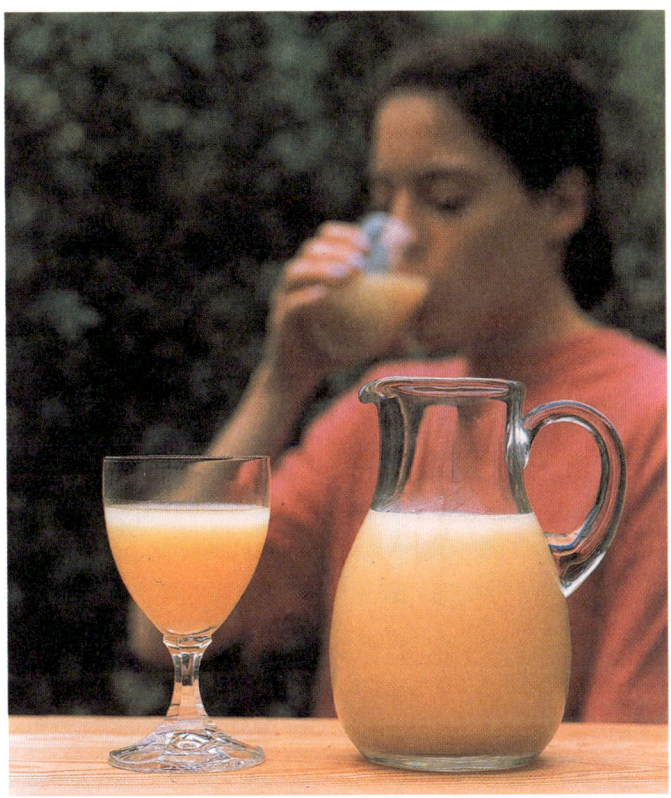

den Mineralstoff, um alte, mit Abbauprodukten beladene Zellflüssigkeit nach außen
abzugeben, sodass die Zellflüssigkeit sich
anschließend erneuern kann. Werden die
Zellen nicht ausreichend entwässert, können sie aufgrund der angesammelten Mengen von Abbauprodukten ihre Funktionen
nicht mehr vollständig wahrnehmen. Vor
allem die Muskel- und die Nervenzellen
benötigen Kalium.

Natrium und Chlorid

Natrium und Chlorid (die zusammen das
Kochsalz – Natriumchlorid – bilden) sorgen dafür, dass die Körperzellen Wasser
aufnehmen und einlagern können. Mit der
Flüssigkeit, die in die Körperzellen dringt,
gelangen zudem Nährstoffe in die Zellen,
die diese unbedingt benötigen. Über unseren Salzkonsum nehmen wir in der Regel
jedoch viel zu viel Natrium und Chlorid
(zumindest im Vergleich zu Kalium) zu
uns, wodurch unter anderem die Entstehung von Bluthochdruck begünstigt wird.
Molke enthält – im Vergleich zu ihrem Ka-
liumanteil – nur wenig Natrium. Sie können mit diesem Getränk also Ihren Kalium-
haushalt ausgleichen, ohne gleichzeitig
reichlich Natrium zu sich zu nehmen.

Eisen, Kupfer und Zink

Eisen, Kupfer und Zink, die in der Molke vorkommen, gehören zu den Spurenelementen, von denen der Organismus nur geringe Mengen benötigt. Dennoch ist ihre Anwesenheit im Körper unabdingbar. So kann der rote Blutfarbstoff Hämoglobin nicht gebildet werden, wenn man zu wenig Eisen aufnimmt. Hämoglobin ist wichtiger Bestandteil der roten Blutkörperchen; es transportiert den Sauerstoff zu den Körperzellen. Bei einer zu geringen Eisenzufuhr wird daher weniger Sauerstoff zu den Zellen transportiert, was sich zunächst unter anderem durch Blässe, Müdigkeit und Antriebslosigkeit bemerkbar macht. Mit den 0,8 Milligramm, die in einem Liter Molke vorkommen, kommt man bei einem Tagesbedarf zwischen 12 und 18 Milligramm Eisen zwar noch nicht allzu weit, doch unterschätzen sollte man Molke als Eisenquelle auch nicht.

Das in der Molke enthaltene Kupfer unterstützt den Körper bei der Aufnahme von Eisen und trägt damit ebenfalls zur Bildung des Blutfarbstoffs Hämoglobin bei. Positiv ist, dass Molke sowohl Eisen als auch Kupfer enthält und das Eisen deshalb schnell verwerten kann.

Zink ist unter anderem in zelleigenen Enzymen enthalten. Enzyme sind Stoffe, die bestimmte chemische Reaktionen in Gang setzen – ohne sie könnten die Zellen ihre Funktion nicht wahrnehmen. Bei einem Mangel an Zink sind besispielsweise Haarausfall und eine verzögerte Wundheilung die Folge. Mit einem Gehalt von 0,3 bis 2 Milligramm deckt ein Liter Molke schon fast den gesamten Tagesbedarf an diesem Spurenelement, der in der Regel zwischen 0,4 und 6 Milligramm liegt.

Orotsäure – ein Stoff mit positiver Wirkung auf die Leber

Neben den oben genannten Inhaltsstoffen gibt es eine weitere Substanz, die in der Molke enthalten ist: die Orotsäure. Wahrscheinlich haben Sie von diesem Stoff bislang noch nichts gehört. Kein Wunder: In anderen Nahrungsmitteln kommt die Orotsäure kaum vor. Allerdings produziert der menschliche Körper selbst Orotsäure, die eine Rolle bei der Bildung neuer Körperzellen spielt. Werden alte Zellen durch neue ersetzt, muss die Erbsubstanz der neuen Zelle aufgebaut werden. Dabei entsteht im Körper Orotsäure, die unter anderem an der Herstellung von Körpereiweißen beteiligt ist.

Wissenschaftler fanden nun heraus, dass die Orotsäure noch mehr kann. Sie scheint die Leber bei ihrer Arbeit zu unterstützen. Bei Tieren konnte die Substanz sogar verhindern, dass es zur Leberzirrhose, einer Krankheit, die die Leber zerstört, kommt.

Daneben scheint Orotsäure Herz-Kreislauf-Erkrankungen in gewissem Maße vorzubeugen, da sie sich günstig auf den Cholesterinspiegel im Blut auswirkt. Cholesterin wird neben anderen Faktoren für die Entstehung von Arterienverkalkung (Arteriosklerose) verantwortlich gemacht, die die Hauptursache für die Entwicklung von Erkrankungen wie Bluthochdruck, Herzinfarkt und Schlaganfall ist.

Molke heute und in früheren Zeiten

Im 20. Jahrhundert galt die Molke lange Zeit nur als Abfallprodukt, das bei der Herstellung von Käse oder Quark zwangsläufig entsteht und mit dem man nicht viel anfangen kann. Anfang der 80er-Jahre beispielsweise war Molke nur in einigen Reformhäusern erhältlich. Doch seit Ende des 20. Jahrhunderts erlebt die Molke eine Renaissance. Durchaus verständlich, denn „sanfte Heilmittel" gewinnen zunehmend an Beliebtheit, vor allem bei weniger schwerwiegenden körperlichen Beschwerden und Befindlichkeitsstörungen. Gerade diese können oftmals durch altbewährte Heilmittel wirkungsvoller gelindert werden als durch vom Arzt verordnete Medikamente, die zudem manchmal noch Nebenwirkungen nach sich ziehen.

Doch nicht nur als Heilmittel hat sich Molke in der letzten Zeit wieder einen Namen gemacht: Auch bei der Gewichtsreduzierung und Entschlackung des Körpers hilft sie; nicht nur, dass es sich bei dem „Serum der Milch", wie Molke auch genannt wird, um ein ideales Getränk für Sportler handelt, sie leistet auch im Einsatz für die Schönheit hervorragende Dienste. Hinzu kommt, dass Molke überall erhältlich und verhältnismäßig preiswert ist. Gleichwohl sind die Gewinnspannen für die Hersteller ziemlich groß, da es sich dabei ja um ein Nebenprodukt der Käseherstellung handelt, das sowieso anfällt und nur ein paar Pfennige kostet (allerdings

muss die Molke noch haltbar gemacht werden). Nicht zuletzt richtet das Trinken von Molke keinen Schaden an, selbst wenn die gewünschte Wirkung vielleicht nicht erzielt werden sollte. Sie machen also absolut nichts falsch, wenn Sie häufiger einmal Molke zu sich nehmen, ganz im Gegenteil!

Heilmittel der alten Griechen und Römer

Molke war schon den alten Griechen bekannt – der berühmte Arzt Hippokrates setzte im vierten Jahrhundert vor Christus Molke zur Behandlung von Gicht und Lebererkrankungen ein. Außerdem verordnete er Molke bei Verstopfung und zur Reinigung des Körpers von Schlackenstoffen. Auch der Arzt Galen (130–201 n. Chr.), der zu den bekanntesten Medizinern des Römischen Reiches zählte, setzte Molke zur Behandlung der verschiedensten Leiden ein, darunter Hautausschläge und Nierenprobleme. Er verordnete seinen Patienten sogar gezielt Molkekuren.

Molkekuren: im 18. und 19. Jahrhundert beliebt

„Molken wischt ab, dringet ein, wo Verstopfung, Galle seyn" – auch im 12. Jahrhundert schwor man noch auf die Heilkraft der Molke, wie dieser Spruch aus einer alten Schrift zeigt.

Wer im 18. und 19. Jahrhundert etwas auf sich hielt, fuhr zur Kur in einen der Molkekurorte in der Schweiz, in Österreich, in Bayern oder auch im Harz. Hier kam die Molke direkt aus den Sennereien frisch auf den Tisch. Sie wurde unter anderem gegen Verstopfung, bei Magen- und Darmbeschwerden, bei Nierenleiden sowie bei Gallenblasen- und Leberproblemen verordnet. Der Schweizer Arzt und Naturforscher Tissot bezeichnete die Molke noch im Jahr 1779 als „eines der größten Heilmittel".

Während der Kur sollte die Molke auf nüchternen Magen getrunken werden. Die täglich verordnete Menge wurde allmählich

Molkesorten

Trinkmolke	Trinkmolke wird aus Sauermolke hergestellt. Sie enthält keinerlei Zusatzstoffe, beispielsweise Aromen, und schmeckt daher auch ein wenig säuerlich. Das ist nicht jedermanns Sache, doch wer sich einmal an den Geschmack gewöhnt hat, findet Trinkmolke in der Regel sehr erfrischend. Vor allem Sportler schwören auf sie als belebendes Getränk zwischendurch.
Diätkurmolke	Auch die Diätkurmolke wird aus Sauermolke hergestellt; im Gegensatz zur reinen Sauermolke hat sie jedoch einen höheren Eiweißgehalt, da ihr zusätzlich Eiweiß zugefügt wurde. Sie enthält große Mengen an Nährstoffen und kann deshalb vor allem im Rahmen von Diäten sinnvoll eingesetzt werden, da sie den Körper mit vielen wichtigen Vitalstoffen versorgt, ohne besonders kalorienreich zu sein. Dennoch enthält sie – aufgrund der Eiweißanreicherung – mit etwa 167 Kilojoule (40 Kilokalorien) pro 100 Milliliter rund 67 Kilojoule (16 Kilokalorien) mehr als normale Trinkmolke.
Fruchtmolke	Bei Fruchtmolke handelt es sich um Sauermolke, der Fruchtaromen (zum Beispiel Apfelaroma) zugesetzt wurden. Sie eignet sich für alle, die den typischen Molkegeschmack nicht so schätzen, aber dennoch nicht auf Molke verzichten möchten.
Molkedrinks aus Molkepulver	Diese Drinks werden aus Süßmolkepulver hergestellt. Sie müssen vom Verbraucher mit Wasser angerührt werden und sind aromatisiert (zum Beispiel mit Vanille- oder Fruchtaroma).
Molkekonzentrate	Zur Herstellung von Molkekonzentraten wird die Molke zunächst eingedickt, bevor zusätzlich noch rechtsdrehende Milchsäure hinzugefügt wird. Die Molkekonzentrate werden vor allem zur Linderung körperlicher Beschwerden und zur Vorbeugung von Krankheiten eingesetzt. Bei der Dosierung beachten Sie unbedingt die Packungsbeilage. In der Trennkost ersetzen Molkekonzentrate bei der Zubereitung von Salaten häufig den Essig.

erhöht; meist wurde mit einem Viertel Liter begonnen und die Menge unter Umständen auf bis zu vier Liter täglich gesteigert.

Zu Beginn des 20. Jahrhunderts nahm das Interesse an den Molkekuren und an der Molke dann ab. Die Molke führte erst einmal ein Schattendasein. Die modernen Methoden zur Haltbarmachung führten zwar dazu, dass Molke nicht mehr innerhalb weniger Stunden getrunken werden musste, dennoch geriet das Heilgetränk des 18. und 19. Jahrhunderts in Vergessenheit.

Das heutige Angebot an Molkeprodukten

Wer heute aus Gesundheits- oder Fitnessgründen zu Molke greifen will, steht vor einem verwirrenden Angebot: Es gibt Molkepulver aus Süßmolke, das Sie problemlos unter Ihre Mahlzeiten mischen oder mit dem Sie ohne Mühe Ihre eigenen Molkedrinks zubereiten können. Es gibt Molkepulver, denen bereits verschiedene Aromen beigefügt wurden (zum Beispiel Ananas oder Schokolade), damit die Molke nicht mehr nur nach Molke schmeckt. Außerdem gibt es die so genannte Trinkmolke, die Diätkurmolke und die Fruchtmolke. Deshalb finden Sie auf der gegenüberliegenden Seite einen kurzen Überblick über die verschiedenen im Handel erhältlichen Molkesorten. Sie können dann vielleicht leichter entscheiden, welches Molkeprodukt das richtige für Sie ist – Sie sollten in jedem Fall wissen, dass vor allem die eiweißreiche Diätkurmolke bei den Molkekuren zum Einsatz kommt.

Molke – ein gesundes Getränk

Die Kombination wertvoller Inhaltsstoffe macht die Molke, das „Serum der Milch", so gesund. Kein Wunder, dass sie über Jahrhunderte in der Heilkunde eingesetzt wurde und Molkekuren zeitweise groß in Mode waren. Heute müssen Sie nicht mehr zur Kur fahren, um von den Wirkungen der Molke zu profitieren – Sie bekommen sie nahezu überall im Handel und können sie selbstständig zur Vorbeugung von Krankheiten einsetzen und sogar leichte Beschwerden mit Hilfe der Molke lindern. Wunder dürfen Sie von der Molke allerdings nicht erwarten – wäre sie ein „Wundermittel", hätte sie bestimmt nicht über einen längeren Zeitraum ein Schattendasein gefristet.

Vorsicht

Bei schwerwiegenden Erkrankungen und bei leichteren Beschwerden, die sich nach spätestens drei Tagen nicht gebessert haben, sollten Sie jedoch immer auch einen Arzt aufsuchen; mit einem Kind sollten Sie noch rascher zum Arzt gehen. Selbst wenn Sie Medikamente einnehmen müssen, können Sie zusätzlich von der Heilkraft der Molke profitieren. Schließlich handelt es sich um ein Nahrungsmittel, das Sie problemlos auch dann zu sich nehmen können, wenn Sie unter Medikation stehen (es sei denn, im Beipackzettel ist ausdrücklich erwähnt, dass das Arzneimittel nicht mit Milch oder Milchprodukten zusammen genommen werden darf).

Beugen Sie der Arteriosklerose vor!

Viele Menschen leiden – ohne es zu wissen – unter Arteriosklerose, der Verhärtung und Verengung der Arterien. Arteriosklerose wird durch die Ablagerung von Fettstoffen, von Bindegwebe und Kalk an den Arterieninnenwänden verursacht. Diese Substanzen lagern sich dann an den Arterienwänden an, wenn diese durch kleine Verletzungen vorgeschädigt sind, die zum Beispiel infolge von Bluthochdruck oder durch das Rauchen verursacht wurden. Die Ablagerungen können mit der Zeit größer und größer werden und die Arterie mehr und mehr verengen. Unter Umständen kann dann ein Stück der Ablagerung (Plaque genannt) abreißen, was dazu führt, dass der Körper versucht, diese „Wunde" zu schließen. Leider bilden sich bei diesen „Reparaturmaßnahmen" Blutgerinnsel, die unter Umständen die Arterie völlig verschließen können. Ist von dem Verschluss zum Beispiel eine der das Herz versorgenden Arterien betroffen, kommt es zum – leider nicht selten tödlichen – Herzinfarkt, da das Herz nicht mehr ausreichend mit Blut und damit mit Sauerstoff und Nährstoffen versorgt wird.

Genauso kann aber auch eine Verengung der Arterien dazu führen, dass anderen Bereichen des Körpers nicht mehr ausreichend Blut zugeführt wird – als Folge kann es zum Beispiel zu Durchblutungsstörungen der Beine kommen, die dann nach immer kürzeren Strecken so stark schmerzen , dass sie den Betroffenen zum Stehenbleiben zwingen.

Risikofaktoren für die Entstehung einer Arteriosklerose

Bluthochdruck	zu wenig Bewegung
Herzerkrankungen in der Familie	Rauchen Stress
Übergewicht	ungesunde Ernährung (hohe Blutfettwerte/hoher Cholesterinspiegel)

Vor allem der hohe Blutdruck, der oft durch falsche Ernährung (insbesondere hohen Salzkonsum) und Übergewicht hervorgerufen wird, führt oft zu Arteriosklerose und in der Folge zu Herzerkrankungen. Aber auch ein hoher Cholesterinspiegel ist ein großer Risikofaktor, da sich eine bestimmte Sorte des Cholesterins (ein fettähnlicher Stoff, der sowohl vom Körper produziert wird als auch in tierischen Nahrungsmitteln enthalten ist) an den Arterienwänden absetzt und zur Vergrößerung bereits bestehender Plaques beiträgt.

Molke und der Blutdruck

Wenn Sie regelmäßig Molke zu sich nehmen, können Sie das Risiko für Arteriosklerose verringern. Molke trägt nämlich zur Senkung des Blutdrucks bei. Wie das? Ganz einfach: Molke enthält eine große Menge des wichtigen Mineralstoffs Kalium, der zur Entwässerung der Körperzellen unerlässlich ist.

tipp Trinken Sie täglich einen Liter Molke (egal, ob Sauer- oder Süßmolke), um Ihren Blutdruck langfristig zu senken. Nehmen Sie außerdem nur wenig Kochsalz (höchstens fünf Gramm täglich) zu sich, um zu verhindern, dass die Körperzellen zu viel Wasser binden, und meiden Sie auch sonst möglichst alle Risikofaktoren für eine Arteriosklerose. Wer unter zu hohem Blutdruck leidet, sollte sich zudem in ärztliche Behandlung begeben.

Im Gegensatz dazu beinhaltet Molke vergleichsweise wenig Natrium, das Wasser in den Körperzellen bindet. Wer häufiger Molke trinkt, sorgt dafür, dass der Körper entwässert und überschüssige Gewebsflüssigkeit ausgeschieden wird, was letztlich auch zur Senkung des Blutdrucks führt.

Molke und der Cholesterinspiegel

Der in der Molke enthaltenen Orotsäure wird die Eigenschaft zugeschrieben, dazu beizutragen, den Cholesterinspiegel des Blutes zu senken. Ein niedriger Cholesterinspiegel reduziert das Risiko für Arteriosklerose, da sich umso weniger Ablagerungen an den Gefäßinnenwänden bilden, je weniger Cholesterin im Blut zirkuliert. Einen Liter Molke pro Tag sollten Sie aber schon zu sich nehmen, damit Sie von dieser Wirkung der Molke profitieren können. Denken Sie daran: Wenn Sie Ihrem Körper Orotsäure zuführen wollen, müssen Sie schon Molke trinken, da die Substanz in anderen Nahrungsmitteln fast nicht vorkommt.

Molke für den Darm

Molke wirkt sich – wie bereits dargestellt wurde – in erster Linie positiv auf den Darm aus. Der in der Molke enthaltene Milchzucker, von dem ein Teil im Dickdarm landet, ist ein gefundenes Fressen für die dort lebenden Milchsäurebakterien. Sie verarbeiten den Milchzucker und wandeln ihn in Milchsäure um. Auf diese Weise wird das Milieu im Darm angesäuert; schädliche Bakterien, die über die Nahrung in den Darm gelangt sind, haben kaum eine Möglichkeit in dieser sauren Umgebung zu überleben. Die für unsere Darmflora so wertvollen Milchsäurebakterien jedoch gedeihen in diesem Milieu prächtig. Mit Hilfe von Molke sorgen Sie also dafür, dass Ihre Darmflora gesund bleibt und sich die „guten" Bakterien vermehren können. Gleichzeitig beugen Sie Krankheiten vor, denn die Milchsäurebakterien (und andere im Darm lebende Keime), die überall auf der Darmwand angesiedelt sind, wehren Krankheitserreger und Giftstoffe ab, die durch die Darmwand in den Körper eindringen wollen. Das können sie umso effektiver, je mehr von ihnen im Darm leben und je besser sie ernährt werden. Hinzu kommt, dass die Milchsäurebakterien anscheinend auch das Immunsystem stärken (der Darm ist Teil des Immunsystems). Wie sie das schaffen, ist allerdings nocht nicht bekannt.

Zur Gesunderhaltung Ihrer Darmflora ist es daher durchaus sinnvoll, täglich mindestens einen halben bis zu einem Liter Molke zu trinken.

Die Verdauung ankurbeln

Wer unter Verstopfung leidet (und das sind alle, die nicht wenigstens alle drei Tage ihren Darm entleeren), sollte Molke als natürliches Abführmittel einsetzen. Molke enthält Milchzucker, der vom Dünndarm nicht vollständig resorbiert (in den Körper aufgenommen) wird – Teile gelangen also in den Dickdarm, wo die Milchsäurebakterien auf ihre bevorzugte Speise warten. Sie wandeln den Milchzucker in Milchsäure um, die den Weitertransport des Stuhls beschleunigt. Nicht nur, dass es nun schneller zum Stuhldrang kommt, der Stuhl wird im Dickdarm auch nicht mehr so stark eingedickt und die Entleerung fällt leichter. Trinken Sie bei Verstopfung täglich einen Liter Molke, am besten Sauermolke, da diese noch größere Mengen Milchsäure enthält. Bei hartnäckiger Verstopfung müssen Sie allerdings den Arzt konsultieren, vor allem wenn noch Bauchschmerzen oder andere Beschwerden hinzukommen.

Vorbeugung von Darmkrebs

Bis zu einem gewissen Grad beugt Molke der Entstehung von Krebs des Dickdarms vor. Durch die Ankurbelung der Verdauung sorgt sie dafür, dass Giftstoffe, die zur Entartung der Zellen beitragen, nur kurze Zeit auf die Darmschleimhaut einwirken können. Das Risiko für die Krebsentstehung wird dadurch reduziert. Auch die Stabilisierung der Darmflora durch Molke trägt zur Krebsvorbeugung bei.

Tipps gegen Verstopfung

- Essen Sie viel Gemüse, Obst und Vollkornprodukte. Diese enthalten nahezu unverdauliche Ballaststoffe, die die Verdauung ankurbeln.
- Bewegen Sie sich regelmäßig, das regt die Verdauung an.
- Gehen Sie immer zu den gleichen Zeiten zur Toilette. Ihr Darm wird darauf trainiert, sich zu diesen Zeiten zu entleeren.
- Verzichten Sie auf Abführmittel aus der Apotheke. Sie mögen zwar kurzfristige Erleichterung verschaffen, doch wenn Sie sie regelmäßig nehmen, gewöhnt sich Ihr Darm daran und „denkt" gar nicht mehr daran, sich ohne Hilfe von außen zu entleeren.

Durchfallerkrankungen bekämpfen

Nachdem, was Sie bisher gelesen haben, dürfte Molke bei Durchfall eigentlich gar nicht helfen, da ihre Inhaltsstoffe die Verdauung ankurbeln. Doch weit gefehlt: Molke kann zwar den Durchfall nicht stoppen (was auch nicht immer gut ist, da auf diese Weise Krankheitserreger ausgeschieden werden), sie kann aber dazu beitragen, die Darmflora zu stabilisieren. Auf diese Weise wird die Darmflora gestärkt, die dann gegen die Erreger des Durchfalls vorgehen kann. Auch im Anschluss an Durchfallerkrankungen ist das Trinken von Molke empfehlenswert, da die durcheinander geratene Darmflora mit Hilfe der Molke rascher wieder regeneriert wird. Eineinhalb Liter Molke täglich sollten Sie im Anschluss an Durchfallerkrankungen allerdings schon trinken.

Hilfe für die Gelenke

Es gibt heutzutage viele Menschen, die unter Entzündungen der Gelenke (Arthritis) leiden. Manche dieser Entzündungen werden durch so genannte Autoimmunerkrankungen hervorgerufen. Hierbei greift das Immunsystem das körpereigene Gewebe, in diesem Fall die Gelenke, an, die es normalerweise schützen sollte. Eine solche Erkrankung können Sie allein durch das Trinken von Molke leider nicht behandeln, Sie müssen unbedingt damit zum Arzt gehen. Allerdings können Sie mit Molke einer Verschlimmerung der Schmerzen vorbeugen, die durch Schlackenstoffe aus dem Darm hervorgerufen werden können, wenn diese sich in der Umgebung der Gelenke absetzen. Schon ein Liter Molke täglich sorgt dafür, dass es mit Ihrer Verdauung besser klappt und Schlackenstoffe ausgeschieden werden. Auch stabilisiert die Molke die Darmflora und sorgt für ein saures Darmmilieu, sodass schädliche Bakterien abgetötet werden, deren Giftstoffe ansonsten eine Gelenkentzündung fördern könnten.

Mit Molke gegen Gicht

Die Stoffwechselerkrankung Gicht äußert sich darin, dass es plötzlich zu starken Gelenkschmerzen kommt, die nach einiger Zeit wieder abklingen. Berührungen der betroffenen Gelenke sind für die Kranken während des Gichtanfalls eine Qual. Hervorgerufen wird die Gicht durch im Körper angereicherte Harnsäure, die sich in den Gelenken absetzt und dort Kristalle bildet. Diese Kristalle rufen letztlich die unerträglichen Schmerzen hervor.

Normalerweise wird das Stoffwechselabbauprodukt Harnsäure mit dem Urin ausgeschieden, doch bei der Gicht funktioniert das nicht mehr. Ursache für die Krankheit ist in der Regel ein angeborener Stoffwechseldefekt, der durch eine gestörte Ausscheidung der Harnsäure über die Niere hervorgerufen wird. Der Gichtanfall selbst wird meist durch so genannte purinreiche Nahrungsmittel wie Innereien und Räucherfisch oder aber durch erheblichen Alkoholgenuss ausgelöst. Die damit aufgenommenen Purine werden vom Körper in Harnsäure umgewandelt. Auf purinreiche Nahrungsmittel sollte ein Gichtkranker daher weitgehend verzichten.

Molke kann die Gicht zwar nicht heilen (deshalb bei Verdacht auf Gicht unbedingt zum Arzt gehen!), sie kann aber helfen, die Beschwerden zu lindern. Wer unter Gicht leidet, sollte möglichst viel trinken, damit die Harnsäure doch mit dem Urin ausgeschieden wird und sich keine Harnsäurekristalle bilden können. Molke ist das ideale Getränk, denn die in ihr enthaltenen Mineralstoffe tragen dazu bei, den Körper zu entwässern und die Harnproduktion anzukurbeln. Natürlich enthält Molke keine Purine, dafür aber hochwertiges Eiweiß.

tipp Beugen Sie frühzeitig Gichtanfällen vor, indem Sie möglichst täglich Molke – egal, ob Süß- oder Sauermolke – trinken.

Gichtkranke müssen auf viele eiweißreiche Nahrungsmittel verzichten, da diese Purine beinhalten, der Organismus aber braucht Eiweiß. Das hochwertige Eiweiß aus der Molke deckt einen Teil des täglichen Eiweißbedarfs. Trinken Sie daher ein bis zwei Liter Molke täglich – vor allem bei akuten Gichtanfällen.

Molke und die Haut

Leiden Sie unter unreiner Haut oder wirkt Ihre Haut grau und krank? Die Ursache kann darin liegen, dass Ihr Darm nicht richtig arbeitet. Vielleicht ernähren Sie sich zu ungesund, nehmen zu wenig Ballaststoffe und frische Kost, dafür aber umso mehr Süßigkeiten und krank machende Genussmittel wie Alkohol zu sich? Dann sollten Sie natürlich in erster Linie Ihre Ernährung und Ihre Lebensgewohnheiten umstellen. Darüber hinaus sollten Sie darauf achten, Ihre Darmflora zu fördern, und zwar am besten mit Molke. Trinken Sie täglich etwa einen bis anderthalb Liter Molke und nehmen Sie häufiger einmal ein warmes Bad, dem Sie einen Liter Molke (bitte keine Fruchtmolke, sondern „Molke pur") zugeben. Sie werden sehen, dass sich Ihre Haut bald regeneriert und frisch und strahlend wirkt.

tipp Einem Molkebad setzen Sie am besten Sauermolke zu, denn es ist vielleicht etwas umständlich, Süßmolke aus Molkepulver anzurühren.

Das Immunsystem stark machen

Auch Ihrem Immunsystem helfen Sie mit Molke auf die Sprünge. Erinnern Sie sich? Ein Großteil des Immunsystems ist in den Peyer-Plaques im Darm beheimatet. Eine gesunde Darmflora ist eine der Voraussetzungen, dass dieser Teil des Immunsystems richtig funktioniert, dass er Immunzellen aktivieren und Antikörper gegen Krankheitserreger bilden kann. Wer täglich einen bis anderthalb Liter Molke zu sich nimmt, regeneriert die Darmflora und trägt auf diese Weise dazu bei, sein Immunsystem stark zu machen.

Außerdem helfen die Inhaltsstoffe der Molke, darunter vor allem das Vitamin C, die Abwehrkräfte zu stärken. Vitamin C wirkt nämlich unter anderem als wirksames Antioxidans: es schützt vor den so genannten freien Radikalen. Das sind Teilchen, die bei jedem Atemzug in unseren Körper gelangen und unsere Zellen angreifen, darunter natürlich auch die Immunzellen. Werden diese geschädigt, können sie ihre Funktion (die Abwehr von Krankheitserregern oder auch von Tumorzellen) nicht mehr voll erfüllen – der Organismus wird anfälliger für Erkrankungen jeder Art. Trinken Sie daher täglich einen bis anderthalb Liter Molke – vor allem in der kalten Jahreszeit, um sich vor Erkältungskrankheiten und Grippe zu schützen.

Auch in Stresszeiten, in denen der Körper die Tätigkeit des Immunsystems unterdrückt, hilft Molke, die Abwehrkräfte zu stärken.

Molke – das Getränk, das die Leber entlastet

Unsere Leber ist ein wahres Wunderwerk der Natur: Das etwa 1,5 Kilogramm schwere Organ ist dafür zuständig, die Galle zu bilden, die für die Verdauung von Fetten notwendig ist. Sie erfüllt darüber hinaus zahlreiche Aufgaben im Kohlenhydrat-, Eiweiß- und Fettstoffwechsel (zum Beispiel lagert sie überschüssigen Blutzucker in seiner Speicherform Glykogen ein) und sorgt für die Entgiftung des Körpers. Spezielle Stoffe in der Leber, die Leberenzyme, sorgen dafür, dass zum Beispiel Alkohol und Medikamente, aber auch vom Körper produzierte Giftstoffe abgebaut und über die Nieren oder die Galle, die in den Darm geleitet wird, ausgeschieden werden. Funktioniert die Leber nicht mehr richtig, hat das fatale Auswirkungen auf den Organismus: Schadstoffe reichern sich im Blut an und können schwerwiegende Erkrankungen verursachen. Fällt die Leber völlig aus, kommt es unausweichlich zum Tod.

Leider schädigen die meisten von uns unsere Leber ständig, vor allem durch zu häufigen und zu starken Alkoholkonsum. Im Übermaß genossen schädigt Alkohol die Leberzellen so stark, dass sie absterben können. Glücklicherweise werden auch immer wieder Leberzellen aufgebaut, sodass die Leber sich wieder regenerieren kann – bei zu hohem Alkoholkonsum ist das jedoch nicht mehr der Fall. Wer seine Leber entlasten will (und das sollten wir alle hin und wieder tun), kann dies mit Hilfe von Molke tun.

- Die Milchsäure in der Molke sorgt dafür, dass schädliche Bakterien im Darm absterben. Auf diese Weise gelangen geringere Mengen der von diesen Bakterien hergestellten Schadstoffe in den Organismus und die Leber muss diese Schadstoffe nicht aus dem Blut filtern.
- Die in der Molke enthaltene Orotsäure trägt dazu bei, dass sich die Leber rascher regenerieren kann.

Führen Sie daher hin und wieder einmal eine Molkekur durch: Nehmen Sie 14 Tage lang mindestens einen Liter Molke täglich zu sich. Besser ist es natürlich, wenn Sie nicht nur ab und zu, sondern regelmäßig Molke trinken.

Aber Achtung!
Eine Molkekur ersetzt natürlich niemals den Arztbesuch, wenn Sie unter einer Erkrankung der Leber leiden.

Beugen Sie dem Knochenschwund vor!

Knochenschwund oder Osteoporose ist eine Erkrankung, bei der es zu einem übermäßigen Abbau der Knochensubstanz kommt. Die Folge: Die Knochen werden instabil und können leicht brechen. Die Osteoporose ist vor allem eine Frauenkrankheit, denn Frauen verfügen erstens in der Regel über wenig Knochenmasse als Männer und zweitens produziert der weibliche Körper nach den Wechseljahren nur noch eine verschwindend geringe Menge

tipp Ein Liter Sauermolke enthält ein Gramm Kalzium; damit deckt ein Erwachsener seinen Tagesbedarf an Kalzium. Hinzu kommt, dass ein Liter Molke nur etwa 500 Milligramm Phosphat enthält – dieser Mineralstoff behindert nämlich die Aufnahme des Kalziums aus der Nahrung. Wird dem Körper mehr Phosphat (enthalten vor allem in Wurst, Fleisch und Colagetränken) als Kalzium zugeführt, kann der Organismus das Kalzium nicht optimal verwerten. In der Molke sind Kalzium und Phosphat in einem mehr als idealen Verhältnis enthalten. Der Milchzucker in der Molke sorgt zusätzlich dafür, dass das Kalzium von den Zellen besser aufgenommen wird.

des weiblichen Sexualhormons Östrogen, das eine knochenschützende Wirkung besitzt. Hinzu kommt, dass die meisten Frauen eine viel zu geringe Menge des Knochenbausteins Kalzium mit der Nahrung zu sich nehmen. Bei einem Mangel an Kalzium in der Nahrung entzieht der Organismus den Knochen diesen wichtigen Mineralstoff, um Muskeln und Nerven damit zu versorgen – die Knochen verlieren immer mehr an Festigkeit. Die Folgen sind schwerwiegend: Vor allem im Alter werden Knochenbrüche immer häufiger.

Auch wenn die Osteoporose hauptsächlich Frauen betrifft, gibt es natürlich auch Männer, die unter Knochenschwund leiden. Die Männer haben allerdings den entscheidenden Vorteil, dass ihr Organismus die ebenfalls knochenschützenden männlichen Sexualhormone bis an ihr Lebensende produziert.

Folgen des Knochenschwunds

■ Es kommt rascher zu Knochenbrüchen; vor allem der Oberschenkelhalsbruch kann in höherem Alter zur Pflegebedürftigkeit führen.

■ Die Wirbel der Wirbelsäule brechen unter dem Druck des Körpergewichts ein (Kompressionsfrakturen); die Betroffenen haben starke Schmerzen. Unter Umständen kann es sogar zu Lähmungserscheinungen kommen.

■ Kompressionsfrakturen führen zu Schonhaltungen des Körpers, die letztlich Fehlhaltungen sowie häufig die Pflegebedürftigkeit nach sich ziehen.

Wenn man sich die Folgen des Knochenschwunds so betrachtet, ist es doch besser, der Osteoporose so gut wie möglich vorzubeugen, zumal es keine Therapie gibt, die diese Krankheit heilen beziehungsweise die Folgen rückgängig machen kann. Molke kann einen wertvollen Beitrag zur Vorbeugung des Knochenschwunds leisten, da sie große Mengen des Mineralstoffs Kalzium enthält, der dazu beiträgt, die Knochen zu festigen. Mindestens 800 Milligramm Kalzium pro Tag sollte jeder Erwachsene aufnehmen, Frauen in und nach den Wechseljahren dürfen ihrem Körper ruhig die doppelte Menge zuführen.

Molke bei Magenproblemen

Nicht nur auf den Darm, auch auf den Magen übt Molke einen günstigen Einfluss aus, vor allem bei einer Überproduktion an Magensäure, die sich unter anderem durch

Sodbrennen bemerkbar machen kann. Das Eiweiß in der Molke sowie die in ihr enthaltenen Mineralstoffe sorgen dafür, dass Magensäure gebunden wird.

Doch nicht nur das: Auch bei einer Magenschleimhautentzündung ist es sinnvoll, Molke (neben den vom Arzt verordneten Medikamenten) einzusetzen. Die Magenschleimhautentzündung (Gastritis) wird meistens durch ein Bakterium namens Helicobacter pylori ausgelöst. Dieses Bakterium nistet sich in der Magenschleimhaut ein und sondert Giftstoffe ab, die die Magenschleimhaut schädigen. Normalerweise ist die Magenschleimhaut von einem Schleim bedeckt, der die im Magen befindliche Salzsäure neutralisiert, denn sonst würde sich der Magen selbst verdauen. An den Stellen, wo die Magenschleimhaut jedoch von dem Bakterium befallen und geschädigt ist, kann die Salzsäure die Magenwand angreifen. Es entsteht eine Entzündung. Wird die Magenwand immer weiter geschädigt, kann es unter Umständen auch zu Magengeschwüren und im schlimmsten Fall zum Magendurchbruch kommen. Eine Magenschleimhautentzündung äußert sich mit Schmerzen im Oberbauch sowie mit Druck- und Völlegefühl nach dem Verzehr von Mahlzeiten.

Das Bakterium Helicobacter pylori wird in der Regel mit Medikamenten bekämpft, doch auch die Molke kann beim Heilungsprozess mitwirken. Die in ihr enthaltenen Milchsäurebakterien scheinen nämlich ebenfalls das Bakterium mit dem komplizierten Namen anzugreifen. Allerdings sollten Sie sich bei einer Magenschleimhautentzündung nicht allein auf die Wirkung der Molke verlassen, sondern immer auch die Anweisungen Ihres Arztes bezüglich der Medikamenteneinnahme befolgen. Zusätzlich sollten Sie allerdings einen bis zwei Liter Molke täglich trinken.

Unterstützung für die Nieren

Die Nieren sind dafür zuständig, Giftstoffe, die im Körper anfallen, mit dem Harn auszuscheiden. Sie haben aber auch die Funktion den Wasserhaushalt des Körpers zu regulieren, sie steuern den Säure-Basen-Haushalt des Körpers und halten auf diese Weise den pH-Wert des Blutes in engen Grenzen konstant, was für den reibungslosen Ablauf der vielen chemischen Prozesse im Organismus unabdingbar ist. Außerdem stellen sie Hormone her. Bei Nierenkrankheiten kommt es häufig zu einer Funktionseinschränkung dieser lebenswichtigen Organe. Dies hat unter anderem zur Folge, dass es den Nieren nicht gelingt, ausreichend viel Säure (vor allem Harnsäure) mit dem Urin auszuscheiden. Das kann unter Umständen zu einer gefährlichen Übersäuerung des Organismus führen.

Was das alles mit Molke zu tun hat? Ganz einfach: Molke scheint die Harnausscheidung der Nieren und damit auch die Ausscheidung von Abbauprodukten des Körpers zu fördern. Außerdem ist Molke ein ideales Nahrungsmittel im Rahmen einer Nierendiät. Bei Nierenerkrankungen müssen die Betroffenen nämlich verstärkt auf den Eiweißgehalt ihrer Nahrung achten. Ein Zuviel an Eiweiß führt zu einer zu starken Produktion an Harnstoff und

Harnsäure. Die erkrankten Nieren haben jedoch Probleme damit, diese Stoffe auszuscheiden. Damit dem Organismus genug Eiweiß zugeführt wird, sollte das bei einer Nierendiät aufgenommene Eiweiß möglichst hochwertig sein. Molke enthält besonders hochwertige Proteine, die vom Körper ganz hervorragend verwertet werden.

Falls Sie unter einer Nierenerkrankung leiden, nehmen Sie bitte dennoch keine größeren Mengen Molke auf eigene Faust zu sich. Fragen Sie zunächst Ihren Arzt, was er davon hält, wenn Sie die Ausscheidungsfähigkeit Ihrer Nieren mit Molke unterstützen, und wie viel Molke Sie im Rahmen einer Nierendiät zu sich nehmen dürfen. Schließlich führen Sie Ihrem Körper auch noch über die Nahrung Eiweiße zu. Trinken Sie jetzt nach der Devise „viel hilft viel" zusätzlich größere Mengen Molke, kann es leicht passieren, dass Sie zu viel Eiweiß zu sich nehmen, was sich schädlich auf Ihre Nieren auswirken würde.

Molke bei Blasenentzündung

Eine weitere Erkrankung, bei der Molke hilfreich sein kann, ist die Blasenentzündung, die sich mit brennenden Schmerzen beim Wasserlassen sowie heftigem Harndrang äußert, auch wenn nur wenig Urin abgegeben werden kann. Eine Blasenentzündung wird in der Regel durch Bakterien ausgelöst, die über die Harnröhre in die Blase aufgestiegen sind. Sie bedarf der sofortigen ärztlichen Behandlung, denn sonst kann es passieren, dass die Bakterien in die

Harnleiter gelangen, von dort weiter zur Niere aufsteigen und eine Nierenbecken- beziehungsweise eine Nierenentzündung auslösen. Mit einer Entzündung der Nieren ist nicht zu spaßen, da sie unbehandelt zum Absterben von Nierengewebe und zu einer Funktionseinschränkung der Organe führen kann. Lassen Sie sich also unbedingt vom Arzt Medikamente verschreiben.

Molke kann die Heilung der Blasenentzündung unterstützen, da sie dazu beiträgt, das Harnvolumen und damit die Urinausscheidung zu steigern. Auf diese Weise werden die Bakterien rascher aus der Blase gespült. Außerdem hilft die Milchsäure in der Molke dabei, die Bakterien in den Harnwegen abzutöten – die Säure, die zum Teil auch über die Nieren ausgeschieden wird, schafft ein lebensfeindliches Milieu für die Krankheitserreger. Trinken Sie deshalb unterstützend zur Medikamenteneinnahme anderthalb bis zwei Liter Molke täglich. Zusätzlich können sie die Heilung durch das Trinken eines Blasen-Nieren-Tees beschleunigen.

Molke und Zellulitis

Von der hässlichen Orangenhaut, Zellulitis genannt, die sich durch Dellen vor allem am Po und an den Oberschenkeln bemerkbar macht, sind die meisten Frauen betroffen. Zellulitis entsteht durch den Rückgang der kollagenen und elastischen Fasern des Bindegewebes in der Oberschenkel- und Gesäßregion. Meist vergrößern sich zudem die Fettzellen in diesem Bereich, unter anderem indem sie Wasser einlagern. Hervorge-

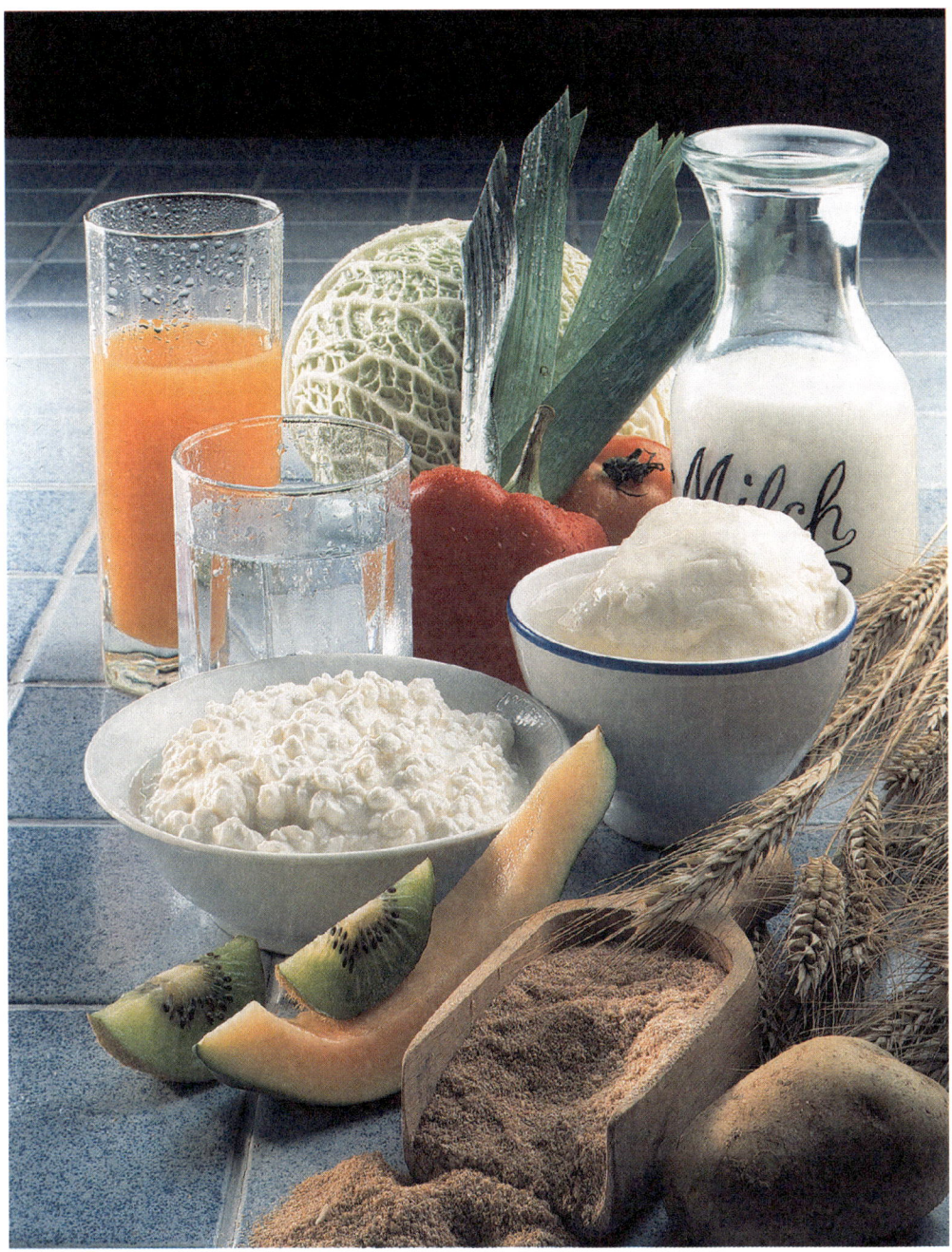

Eine ausgewogene Ernährung mit Milchprodukten sorgt dafür, dass wir gesund bleiben

rufen wird Zellulitis durch Hormone; auch Veranlagung wird für diese Situation verantwortlich gemacht. Es gibt bislang keine Möglichkeit, die Zellulitis „verschwinden" zu lassen, wenn sie erst einmal entstanden ist. Man kann allerdings einiges dafür tun, dass sie sich nicht ausweitet.

Indem Sie täglich mindestens einen Liter Molke zu sich nehmen, sorgen Sie dafür, dass die Körperzellen entwässert werden – schließlich enthält Molke eine große Menge des entwässernden Mineralstoffs Kalium. Auf diese Weise werden auch die Fettzellen in der Oberschenkel- und Gesäßregion entwässert, sodass unter anderem Stoffwechselschlacken ausgeschieden werden können. Auch die anderen Hautzellen in dem Bereich profitieren von dieser Wirkung der Molke – die Haut wirkt insgesamt elastischer, sodass die Orangenhaut nicht mehr so stark ins Auge fällt. In gewissem Maß kann auf diese Weise der Orangenhaut auch vorgebeugt werden.

Was Sie bei Zellulitis außerdem tun können

- Übergewicht reduzieren: die Größe der Fettzellen nimmt dadurch ab. Zur Gewichtsreduktion eignet sich unter anderem die Durchführung einer Molkekur.
- Bewegung fördert die Durchblutung der Haut und damit die bessere Versorgung der Hautzellen mit Sauerstoff und Nährstoffen.
- Auch Bürstenmassagen (immer in Richtung Herz massieren) verbessern die Durchblutung und sorgen dafür, dass die Haut elastischer wirkt.
- Ernähren Sie sich ballaststoffreich und fettarm.

Entschlacken und abnehmen mit der Molkekur

Molke ist ein ideales Getränk für die Durchführung einer Fastenkur, mit der Sie sowohl Ihren Körper von Stoffwechselschlacken (schädliche Abbauprodukte der Körperzellen) befreien, Ihren Darm reinigen als auch an Gewicht verlieren. Den Grund kennen Sie bereits: Molke hat eine entwässernde Wirkung, was zur Folge hat, dass die Stoffwechselabbauprodukte aus den Zellen gespült und ausgeschieden werden können. Außerdem sorgt die Milchsäure in der Molke dafür, dass schädliche Darmbakterien abgetötet werden, und sie kurbelt die Verdauung an. Nicht zuletzt enthält Molke nur wenig Kalorien, aber größere Mengen Eiweiß (zumindest die Diätkurmolke). Das hat den Vorteil, dass Sie Ihrem Körper auch während der Fastenkur ausreichende Mengen an wertvollem Eiweiß zuführen, das Ihr Organismus zum Aufbau neuer Zellen und für den reibungslosen Ablauf des Zellstoffwechsels benötigt. Eine Molkekur sollte daher immer mit eiweißreicher Diätkurmolke durchgeführt werden.

Was brauchen Sie für eine Molkekur?

- Diätkurmolke (ein Liter pro Tag)
- Mineralwasser (am besten verwenden Sie stilles Wasser) oder ungesüßten Kräutertee (mindestens zwei Liter pro Tag trinken)
- eventuell einen Einlauf für die erste Darmreinigung

Die Fastenkur planen

Falls Sie eine Fastenkur mit Molke durchführen wollen, sollten Sie den Zeitpunkt mit Bedacht auswählen. Legen Sie die Kur zum Beispiel nicht in eine Woche oder auf ein Wochenende mit Geburtstagen oder sonstigen Feiern. Wenn alle anderen gut essen und trinken, ist es kaum möglich, eine Fastenkur durchzuhalten.

Sorgen Sie zudem dafür, dass Sie an den Fastentagen genug Zeit und Muße haben, um sich an der frischen Luft zu bewegen und zwischendurch auszuruhen. Schließlich soll die Fastenkur Ihrem Körper so richtig gut tun. Rauchen ist an den Fastentagen natürlich tabu – schließlich wollen Sie nicht nur an Gewicht verlieren, sondern Ihren Körper auch von Gift- und Schlackenstoffen reinigen.

Am besten eignet sich für eine Fastenkur ein verlängertes Wochenende, für das Sie dann folgenden Ablauf planen sollten: Am Freitag nehmen Sie nur leichte Kost zu sich, um sich auf die Fastentage vorzubereiten, am Samstag und Sonntag fasten Sie und am Montag gewöhnen Sie Ihren Körper allmählich wieder an feste Kost.

Es ist besser, häufiger einmal kurze Zeit zu fasten, als längere Zeit völlig auf feste Nahrung zu verzichten – Ihrem Körper bekommen zwei Fastentage sicherlich besser als eine ganze Fastenwoche. Denn bei zu langem Fasten kann der Organismus Schaden nehmen (auch wenn Sie die wertvolle Molke in Ihre Fastenkur miteinbeziehen). Wenn Sie Ihr Gewicht noch stärker reduzieren möchten, sollten Sie Ihre Ernährung ein wenig umstellen und Molke als festen Bestandteil darin integrieren, doch dazu später mehr. In jedem Fall sollten Sie vor dem Einlegen mehrerer Fastentage Ihren Arzt fragen, ob eine Fastenkur mit Molke für Sie geeignet ist. Eine Fastenkur darf nämlich bei verschiedenen Erkrankungen nicht durchgeführt werden. Wenn Ihr Arzt Ihnen abrät, hören Sie bitte auf seinen Rat. Sonst könnte die Kur für Sie unter Umständen gefährlich sein.

Wer nicht fasten darf

- Schwangere
- stillende Mütter
- Kinder
- Personen mit schweren Erkrankungen (zum Beispiel Krebs oder Nierenerkrankungen)
- Personen, die unter einer schweren psychischen Störung leiden (zum Beispiel unter Depressionen)
- Personen mit Essstörungen
- Personen mit Infektionskrankheiten (Erkältungskrankheiten eingeschlossen)
- untergewichtige Menschen
- alte, gebrechliche Personen

Sie sollten außerdem nicht fasten, wenn es Ihnen seelisch nicht ganz so gut geht. Schließlich sollte man psychisch und physisch auf dem Höhepunkt sein, wenn man weitgehend auf feste Nahrung verzichtet. Ansonsten fällt es nämlich sehr schwer, das Fasten durchzuhalten. Mit einer positiven Grundeinstellung hingegen schaffen Sie es ganz bestimmt, das Fasten nicht abzubrechen und damit Ihrem Wunschgewicht näher zu kommen.

Durchführung der Molkekur

1. Tag (Vorbereitungstag)	Essen Sie zum Frühstück ein Müsli mit frischen Früchten. Als Zwischenmahlzeit kommt anschließend etwas frisches Obst (zum Beispiel ein Apfel oder eine Birne) infrage. Mittags sollten Sie nur eine Gemüsebrühe oder aber einen leckeren Salat zu sich nehmen. Als Zwischenmahlzeit eignet sich dann wieder etwas Obst, abends essen Sie dann einen Joghurt und ein Vollkornbrötchen mit etwas Frischkäse und Tomaten oder Gurke. Trinken Sie über den Tag verteilt einen Liter Diätkurmolke sowie Kräutertee und stilles Mineralwasser; auf Alkohol, süße Limonaden und Ähnliches verzichten Sie bitte. Um den Darm vor Beginn der Fastentage grob zu reinigen, empfiehlt es sich, am Vorabend des ersten Fastentages einen Einlauf zu machen (in der Apotheke erhältlich).
2. und 3. Tag (Fastentage)	Teilen Sie den Liter Diätkurmolke in vier bis fünf Portionen auf und trinken Sie die Molke über den ganzen Tag verteilt. Da die Molke leicht sättigend wirkt, können Sie immer dann, wenn Sie stärkeren Hunger verspüren, ein Glas zu sich nehmen. Zwischendurch nehmen Sie noch reichlich Flüssigkeit in Form von ungesüßtem Kräutertee und stillem Mineralwasser zu sich. Insgesamt sollten Sie etwa drei Liter Flüssigkeit am Tag trinken.
4. Tag (Abschlusstag)	An diesem Tag nehmen Sie wieder leichte Kost zu sich. Als Frühstück eignet sich ein Magermilchjoghurt mit frischen Früchten, als Zwischenmahlzeit etwas Obst. Als Mittagsmahlzeit dünsten Sie 300 Gramm Möhren an und servieren diese mit ein wenig Reis. Nachmittags essen Sie wieder etwas Obst und abends einen Salat, den Sie mit Molkekonzentrat anstelle von Essig anmachen. Selbstverständlich trinken Sie auch an diesem Tag wieder einen Liter Diätkurmolke sowie Kräutertee und stilles Mineralwasser. An den auf die Molkekur folgenden Tagen sollten Sie ebenfalls noch auf fettreiche Kost verzichten, um Ihren Magen und Darm nicht zu sehr zu belasten.

Langfristig abnehmen

Mit Hilfe der Molkekur können Sie kurzfristig ein paar Pfunde abnehmen. Wenn Sie allerdings eine stärkere Gewichtsreduktion anstreben, sollten Sie es nicht mit irgendwelchen Diäten, sondern mit einer langfristigen Ernährungsumstellung, bei der auch Molke eine große Rolle spielt, versuchen. Eine stärkere und dauerhafte Gewichtsabnahme lässt sich nämlich nur erreichen, wenn Sie bestimmte Essgewohnheiten auf Dauer beibehalten.

Die erste Devise lautet: Nehmen Sie mit der Nahrung weniger Energie zu sich, als Ihr Körper am Tag verbraucht. Das bedeutet nun nicht, dass Sie nur etwa 4200 Kilojoule (1000 Kilokalorien) am Tag zu sich nehmen sollen, obwohl Ihr Körper eigentlich rund 10 000 Kilojoule (2400 Kilokalorien) benötigt – auf diese Weise würden Sie zwar rasch abnehmen, doch auf Dauer lässt sich eine 1000-Kalorien-Diät nicht oder nur mit negativen Folgen für die Gesundheit durchführen. Nehmen Sie stattdessen maximal 1250 bis 2100 Kilojoule (300 bis 500 Kilokalorien) weniger zu sich, als Ihr Körper benötigt. Zur Verdeutlichung: Eine Frau benötigt durchschnittlich 9200 Kilojoule (2200 Kilokalorien) pro Tag, ein Mann dagegen rund 10 000 Kilojoule (2400 Kilokalorien).

Achten Sie darauf, dass Sie möglichst wenig Fett (circa 80 Gramm reines Fett pro Tag sind genug) und dafür viele Kohlenhydrate (enthalten in Getreideprodukten, Gemüse, Obst) zu sich nehmen. Auch bei den eiweißreichen Produkten (vor allem Käse und andere Milchprodukte, aber auch Fleisch und Wurst) sollten Sie darauf achten, dass diese nicht zu viel Fett enthalten. Molke ist ein ganz hervorragender Eiweißspender, denn sie ist fettarm, enthält dabei aber hochwertiges Eiweiß. Im Rahmen Ihrer Gewichtsreduktion sollten Sie daher etwa einen halben Liter Molke pro Tag trinken. Ein halber Liter Molke enthält etwa 520 Kilojoule (125 Kalorien); Diätkurmolke allerdings ungefähr 820 Kilojoule (195 Kalorien)).

In der folgenden Aufzählung können Sie sehen, welche Nahrungsmittel Sie „gefahrlos" zu sich nehmen können und bei welchen Sie aufpassen müssen.

Ernährungsempfehlungen zum Abnehmen

■ Frisches Obst und Gemüse können Sie so viel essen, wie Sie möchten. Es enthält wenig Kilokalorien, dafür aber viele Vitamine und Mineralstoffe.

■ Bei Getreideprodukten wählen Sie am besten Vollkornprodukte, denn diese sind reich an Vitalstoffen. Mit dem Brot müssen Sie im Übrigen nicht so knausern, eher mit dem Belag (Achtung bei Fett!): Zwei bis drei Scheiben Vollkornbrot dürfen Sie ruhig essen.

■ Als Zwischenmahlzeit eignen sich neben Früchten und Rohkost vor allem Sauermilchprodukte (Joghurt, Kefir, Quark).

■ Achten Sie beim Kauf von Käse und Wurst auf deren Fettgehalt. Bevorzugen Sie magere Sorten (zum Beispiel Harzer Käse, Geflügelwurst).

■ Beim Kauf von Fleisch wählen Sie magere Sorten (zum Beispiel Geflügel, aber ohne Haut); essen Sie häufiger einmal (kalorienarmen) frischen Fisch.

- Nudeln, Kartoffeln und Reis können Sie ruhig in größeren Mengen zu sich nehmen – lassen Sie allerdings fette Saucen weg. Sie sind wahre „Kalorienbomben".
- Sparen Sie mit Ölen und Fetten sowohl beim Kochen als auch beim Brotaufstrich.
- Nehmen Sie kalorienfreie (zum Beispiel Mineralwaser, ungesüßter Tee) oder kalorienarme Getränke (zum Beispiel Molke) zu sich. Auf Alkohol sollten Sie verzichten.
- Auch auf Süßigkeiten sollten Sie weitgehend verzichten. Falls Sie aber mal der Heißhunger auf etwas Süßes übermannt, geben Sie nach und essen Sie einfach ein Stück Kuchen oder einen Riegel Schokolade. Dabei sollte es dann aber auch bleiben.
- Warten Sie nie so lange mit dem Essen, bis Sie der Heißhunger überfällt. Dann fällt es Ihnen nämlich weitaus schwerer, geringere Mengen Nahrung zu sich zu nehmen. Essen Sie immer dann, wenn Sie Hunger verspüren.

tipp Schon ein frischer Apfel oder ein anderes Obst hilft den größten Hunger zu stillen – vor allem, wenn Sie langsam essen und gründlich kauen.

Fit mit Molke

Molke ist das ideale Nahrungsmittel für Sportler. Nicht umsonst boomt der Absatz von Molkedrinks in den Fitnessstudios. Auch Nahrungsmittel speziell für Sportler (zum Beispiel Fitnessriegel) werden mit Molke angereichert. Der Grund: Molke, vor allem die Diätkurmolke, enthält hochwertiges Eiweiß, das den Aufbau der Muskelmasse fördert. Davon profitieren sowohl Leistungs- als auch Freizeitsportler.

Noch dazu ist Molke reich an Mineralstoffen, vor allem an Kalium und Kalzium. Während Kalzium dazu beiträgt die Knochen zu festigen, sorgt Kalium unter anderem dafür, dass Kohlenhydrate, die mit der Nahrung aufgenommen werden und im Moment vom Körper nicht verwertet werden, in Form von Glykogen in den Muskeln und der Leber gespeichert werden. Kohlenhydrate sind die wichtigsten Energielieferanten des Körpers – vor allem Muskeln- und Nervenzellen sind darauf angewiesen, dass ihnen immer ausreichende Mengen Glukose, einem Spaltprodukt der Kohlenhydrate, zur Verfügung stehen. Das gespeicherte Glykogen kann bei Bedarf jederzeit in Glukose umgewandelt und von den Zellen verwertet werden. Da das Kalium aus der Molke dazu beiträgt, Glykogen zu speichern, ist Molke vor allem für Ausdauersportler ein ideales Getränk. Sie trägt dazu bei, dass den Muskelzellen auch langfristig Energie zur Verfügung steht.

Nicht zuletzt ist Molke reich an Vitaminen der B-Gruppe, die maßgeblich an der

Energiegewinnung des Körpers beteiligt sind. Ohne eine ausreichende Zufuhr von B-Vitaminen können Sportler nicht die volle Leistung erbringen. Sie brauchen auch weitaus größere Mengen dieser wertvollen Vitamine.

Hinzu kommt, dass Molke zwar reich an Nährstoffen, aber arm an Kalorien ist – wichtig für alle, die Sport unter anderem aus dem Grund treiben, ihr Gewicht zu reduzieren. Ein Glas Sauermolke (0,2 Liter) enthält nur etwa 50 Kilokalorien, löscht den Durst aber ganz hervorragend und gibt verbrauchte Energie zurück.

Aus all den oben genannten Gründen ist es für Sportler (und solche, die es werden wollen) empfehlenswert, täglich mindestens einen Liter Molke zu trinken. Vor allem Kraftsportler werden sicher auf die mit Eiweiß angereicherte Diätkurmolke zurückgreifen, um noch mehr Muskelmasse aufzubauen. Alle anderen Sportler können sich aussuchen, ob sie lieber Sauermolke, Fruchtmolke oder eigenhändig angerührte Drinks aus Süßmolkepulver zu sich nehmen möchten. Selbstverständlich ist für Ausdauersportler Diätkurmolke ebenfalls geeignet.

Wer möchte, kann auch in Suppen oder Desserts ein wenig Süßmolkepulver untermischen.

Fitness-Molkedrink

Mixen Sie 0,2 Liter Sauer- oder Diätkurmolke mit 0,1 Liter gutem Apfelsaft. Dieses Getränk entält neben Eiweiß größere Mengen Mineralstoffe, die durchs Schwitzen verloren gehen und dann wieder ersetzt werden müssen.

Der Schönheit zuliebe: Pflege-Molkerezepte

Das Wunderbare an der Molke ist, dass man sie nicht nur trinken, sondern auch äußerlich zur Pflege von Haut und Haaren anwenden kann. Molke – vor allem ihr Inhaltsstoff Milchsäure – stabilisiert den natürlichen Säureschutzmantel der Haut, der eine Barriere für Krankheitserreger bildet, die versuchen, über die Haut in den Körper einzudringen. Es gibt auch keinen Hauttyp, für den Molke – äußerlich angewandt – nicht geeignet wäre; sogar zur Pflege empfindlicher Babyhaut kann sie eingesetzt werden. Insbesondere unreine beziehungsweise trockene Haut profitiert von den Inhaltsstoffen der Molke.

Molke für Haut und Haare

Molkebad natur

Anwendungsgebiet

Geeignet für alle Hauttypen, auch für Babys (für ein Babybad Molke reduzieren)

Zutat

1 l Molke (Sauermolke oder Süßmolke aus Molkepulver)

Durchführung

Lassen Sie 35 bis 37 Grad Celsius warmes Wasser in die Badewanne und fügen Sie die Molke hinzu. Verteilen Sie die Molke im Badewasser und legen Sie sich in die Wanne. Bleiben Sie maximal 15 Minuten im Wasser.

Molke-Kamille-Bad

Anwendungsgebiet
Geeignet bei trockener Haut (nicht bei Babys anwenden!)

Zutaten
$^1/_2$ l Molke
10–12 Trpf. Kamillenöl (aus der Apotheke)

Durchführung
Geben Sie die Molke und das Kamillenöl in das maximal 37 Grad Celsius warme Wasser. Bleiben Sie höchstens 15 Minuten in der Wanne liegen und wickeln Sie sich danach in ein Badetuch oder einen Bademantel ein, ohne sich vorher zu sehr abzutrocknen. Am besten ist es, wenn Sie sich im Anschluss an dieses Bad noch eine Erholungspause von einer halben Stunde gönnen .

Molke-Ringelblumen-Bad

Anwendungsgebiet
Dieses Bad eignet sich vor allem für unreine Haut (für Babys ungeeignet!). Die Ringelblume (Calendula) wirkt entzündungshemmend, die Milchsäure in der Molke geht gegen Hautunreinheiten an.

Zutaten
10 TL getrocknete Ringelblumenblüten (aus der Apotheke)
$^1/_2$ l Molke

Durchführung
Geben Sie die Ringelblumenblüten in eine große Schüssel und übergießen sie mit zwei Liter kochendem Wasser. Lassen Sie das Ganze etwa zehn Minuten ziehen und seihen Sie dann die Blüten ab. Den Sud geben Sie ins Badewasser (maximal 37 Grad Celsius), dann fügen Sie die Molke hinzu. Die Badedauer sollte zehn bis 15 Minuten nicht überschreiten.

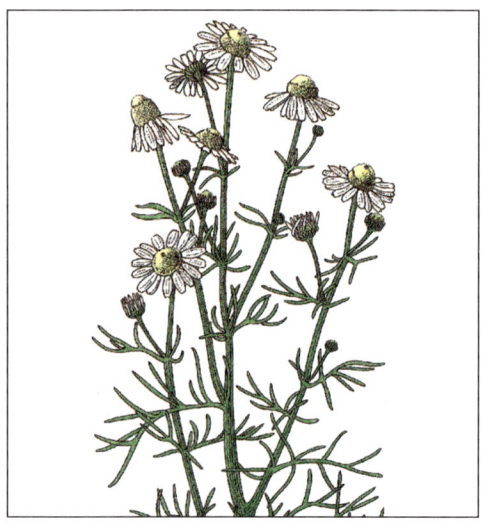

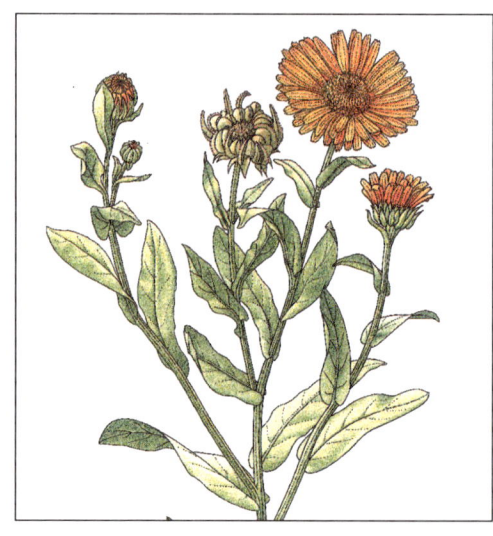

Molke für Gesicht und Hände

Auch die oftmals stark beanspruchte Haut der Hände und die des Gesichts profitieren von den wohltuenden Inhaltsstoffen der Molke. So reinigen warme Molkekompressen die Haut von Rückständen; eine Molke-Honig-Packung wirkt überaus wohltuend bei trockener Haut.

Aber auch normale Haut kann durchaus von einer solchen Packung profitieren. Nur bei fettiger Haut sollten Sie diese Kombination nicht anwenden. Sie können aber etwas Molke „pur" auf Ihr Gesicht auftragen und zehn Minuten einwirken lassen.

Nachdem Sie Ihr Gesicht nach dieser Behandling wieder gewaschen haben, werden Sie feststellen, dass die Haut schon wesentlich klarer wirkt.

Warme Molkekompressen

Zutaten

0,2 l Molke
1 sauberes Tuch

Durchführung

Erhitzen Sie die Molke in einem Topf, ohne sie zum Kochen zu bringen. Tauchen Sie das Tuch in die Flüssigkeit und legen Sie es sich für etwa zehn Minuten auf das Gesicht. Achten Sie aber darauf, dass die Kompresse nicht zu heiß ist! Nachdem Sie die Kompresse abgenommen haben, waschen Sie Ihr Gesicht mit kaltem Wasser, denn sonst werden die Talgdrüsen zu vermehrter Fettproduktion angeregt. Eine solche Kur für Ihre Gesichtshaut sollten Sie höchstens einmal wöchentlich durchführen!

Molke-Honig-Packung

Zutaten

2 TL dünnflüssiger Honig
3 EL Molke
1 Eigelb

Durchführung

Erhitzen Sie den Honig und fügen Sie dann die Molke hinzu. Verrühren Sie die Zutaten gut miteinander und lassen Sie sie abkühlen. Dann rühren Sie das Eigelb unter. Im Anschluss daran tragen Sie die Packung auf die Gesichtshaut auf (die Augenpartien bitte aussparen!) und lassen sie zehn Minuten einwirken. Reinigen Sie Ihr Gesicht anschließend gründlich mit klarem Wasser.

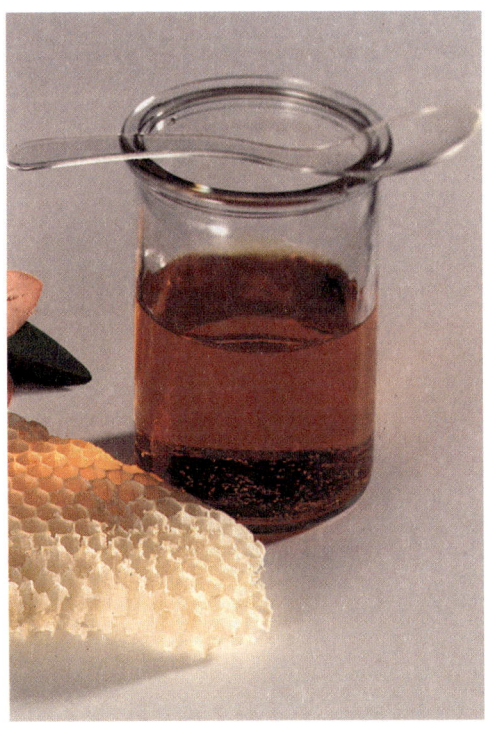

Die strapazierte Haut der Hände profitiert von einem Molke-Kamille-Öl-Handbad.

Molke-Kamille-Öl-Handbad

Zutaten

4 TL Kamilleblüten
0,3 l Wasser
0,2 l Molke
2 EL Olivenöl

Durchführung

Übergießen Sie die Kamilleblüten mit dem kochenden Wasser und lassen Sie das Ganze zehn Minuten lang ziehen. Seihen Sie dann die Blüten ab. Lassen Sie die Flüssigkeit abkühlen und geben Sie anschließend die Molke und das Öl hinzu. Vermischen Sie alles gründlich miteinander und tauchen Sie dann die Hände für fünf Minuten in die Flüssigkeit. Waschen Sie die Hände im Anschluss gründlich ab und reiben Sie sie danach ruhig noch einmal mit „Molke pur" ein.

Auch Ihr Haar profitiert von den Inhaltsstoffen der Molke. Eine Haarkur mit Molke verleiht sprödem Haar sichtbar neuen Glanz.

tipp   Wer täglich Molke trinkt (am besten mindestens einen Liter), tut sowohl seiner Haut als auch den Haaren etwas Gutes. Denn die wertvollen Inhaltsstoffe werden von den Körperzellen (auch den Hautzellen und den Haarwurzeln) gebraucht, um richtig zu „funktionieren".

Molkehaarkur

Zutaten

1 Eigelb
0,1 l Molke
1 TL Zitronensaft

Durchführung

Verrühren Sie alle Zutaten für die Haarkur gründlich miteinander. Geben Sie die Kur nach dem Haarewaschen in die Haare und achten Sie darauf, dass Sie sie auch in die Spitzen einmassieren. Wickeln Sie sich nun ein Handtuch um den Kopf und lassen Sie die Haarkur zehn Minuten einwirken. Danach spülen Sie die Haarkur gründlich mit warmem Wasser aus. Häufiger als einmal in der Woche sollten Sie diese Kur nicht anwenden.

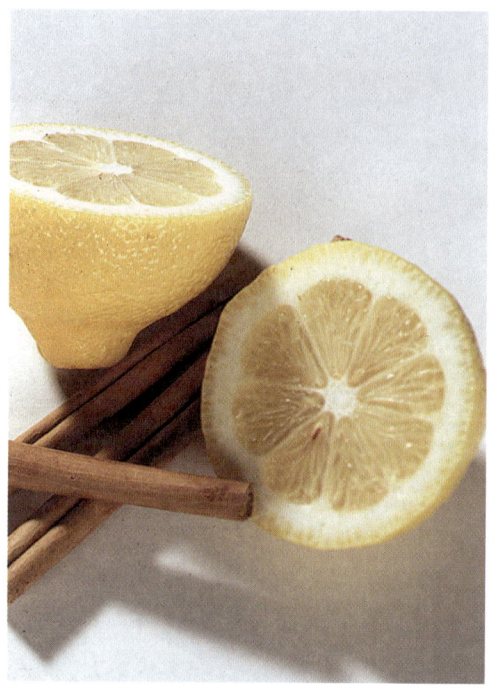

Muss es immer „Molke pur" sein?

Der säuerliche Geschmack der Molke ist nicht jedermanns Sache. Wenn Sie Molke eigentlich nicht mögen, der Gesundheit zuliebe aber nicht auf sie verzichten wollen, gibt es mehrere Lösungen: Entweder Sie kaufen aromatisierte Molkedrinks (Süßmolkepulver), die es in den verschiedensten Geschmacksrichtungen gibt, oder Sie trinken Fruchtmolke (Sauermolke), die bereits mit Fruchtaromen angereichert ist, oder aber Sie mischen die Sauermolke mit Säften (Frucht- oder Gemüsesäfte) beziehungsweise rühren das Süßmolkepulver in Säfte ein. Das Mischungsverhältnis bestimmen dabei Sie – schließlich soll es Ihnen schmecken! Achten Sie aber darauf, dass Sie nicht zu wenig Molke unter den Fruchtsaft mischen, ein bis zwei Teelöffel reichen nicht, um von der wohltuenden Wirkung der Molke zu profitieren.

Sie können auch Ihre ganz persönlichen Molkedrinks kreieren. Das ist einfacher, als Sie denken. Wählen Sie Ihre Lieblingsfrüchte, zerkleinern Sie diese im Mixer oder mit dem Pürierstab und geben Sie das Fruchtpüree in ein Glas mit 0,2 Liter Molke. Verrühren Sie alles gut miteinander und genießen Sie den Drink anschließend. Wenn Sie möchten, können Sie auch noch ein wenig Honig hinzufügen. Bei der Mischung müssen Sie natürlich darauf achten, dass Sie nicht zu viel Fruchtfleisch verwenden. Ein ganzer Apfel zum Beispiel wäre für 0,2 Liter Molke doch ein bisschen zu viel – ein halber Apfel (natürlich geschält und ohne Kerngehäuse) tut es auch. Sie können natürlich auch Vanillemolke aus Süßmolkepulver mit Früchten „aufpeppen". Probieren Sie einfach aus, was Ihnen am besten schmeckt – der Fantasie und Kombinationsfreudigkeit sind dabei keine Grenzen gesetzt.

Molke – ein Getränk auch für Kinder?

Natürlich dürfen Kinder Molke trinken – schließlich handelt es sich um ein hochwertiges Nahrungsmittel. Einzige Ausnahme: Falls Ihr Kind unter einer Milchzuckerunverträglichkeit (Laktoseintoleranz) leidet, sollten Sie es unter keinen Umständen Molke trinken lassen, da Molke Milchzucker enthält. Alle anderen Kinder profitieren sogar besonders vom Vitamin- und Mineralstoffreichtum der Molke: Ihr hoher Kalziumgehalt wirkt sich positiv auf die noch im Wachstum begriffenen Knochen aus. Das Kalzium in der Molke sorgt dafür, dass möglichst viel Knochensubstanz aufgebaut wird – und das ist vor allem für die Vorbeugung von Knochenschwund (Osteoporose) sehr wichtig. Je mehr Knochenmasse ein Mensch bis etwa zu seinem 30. Lebensjahr aufgebaut hat, umso geringer wird das Osteoporoserisiko. Zwar geht etwa ab dem 35. Lebensjahr jährlich immer etwas mehr Knochensubstanz verloren als wieder aufgebaut wird, wer jedoch über stabile Knochen verfügt, den muss das nicht weiter stören – seine Knochen werden nicht so schnell brüchig wie weniger kräftige.

Auch die B-Vitamine in der Molke sind für Kinder besonders wertvoll – schließlich sind sie unter anderem an der Blutbildung beteiligt.

Leider mögen nicht alle Kinder Molke. Wenn Sie die Molke allerdings mit Fruchtsäften mischen oder leckere Molkedrinks mixen, wie im letzten Abschnitt beschrieben, werden sicher auch Ihre Kinder zu Molke nicht Nein sagen.

Neben Kindern sind es im Übrigen vor allem Schwangere, stillende Mütter und ältere Menschen, die von den Inhaltsstoffen der Molke profitieren. Diese Erwachsenen haben unter anderem nämlich einen erhöhten Kalziumbedarf, der oftmals gar nicht so leicht oder nur durch fettreichere Nahrungsmittel zu decken ist. Molke ist das ideale Getränk für diese Personengruppen, da sie zwar sehr kalziumreich, dabei aber kalorienarm ist.

Leckere Rezepte für Molkedrinks

Fruchtiger Beeren-Molke-Mix

Zubereitungszeit

circa 10 Minuten

Zutaten für 1 Portion

200 g frische Heidelbeeren
200 ml Sauermolke

Zubereitung

❶ Die Heidelbeeren waschen, säubern und in einem hohen Gefäß mit dem Pürierstab zerkleinern.

❷ Die Molke hinzugeben und alles gut miteinander verrühren.

Nährwert

circa 420 kJ (100 kcal) pro Portion

Vitamin-C-Bombe

Zubereitungszeit

circa 10 Minuten

Zutaten für 1 Portion

2 Orangen
$1/2$ Zitrone
200 ml Sauermolke

Zubereitung

❶ Die Orangen jeweils in zwei Hälften zerteilen, eine Orangenscheibe für die Garnitur abschneiden.

❷ Die Orangenhälften dann mit der Zitronenpresse auspressen und den Saft in ein Gefäß füllen.

❸ Die Zitrone ebenfalls auspressen und den Saft zum Orangensaft geben.

❹ Die Molke hinzugeben, alles sorfältig miteinander mischen und in ein Glas füllen.

❺ Die Orangenscheibe einschneiden und als Garnitur auf den Glasrand stecken.

Nährwert

circa 505 kJ (120 kcal) pro Portion

Tomaten-Molke-Drink

Zubereitungszeit

circa 10 Minuten

Zutaten für 1 Portion

4 Strauchtomaten
200 ml Sauermolke
1 TL gehackte Petersilie

Zubereitung

❶ Die Tomaten waschen, mit kochendem Wasser übergießen, kalt abschrecken und enthäuten. Dann die Stielansätze entfernen, die Tomaten vierteln und entkernen.

❷ Die Tomatenstücke mit dem Pürierstab zerkleinern.

❸ Die Molke zu den pürierten Tomaten geben und alles gut miteinander vermischen.

❹ Den Drink in ein Glas geben und die Petersilie als Garnitur daraufstreuen.

Nährwert

circa 380 kJ (90 kcal) pro Portion

Gurken-Melonen-Molke-Mix

Zubereitungszeit

circa 10 Minuten

Zutaten für 1 Portion

$^1/_2$ **Salatgurke**
1 Scheibe Wassermelone (circa 150 g)
200 ml Sauermolke

Zubereitung

❶ Die Salatgurke ganz dünn schälen und im Mixer pürieren.

❷ Die Schale der Wassermelonenscheibe entfernen und die Kerne mit einem Löffel herauskratzen. Die Melone zum Gurkenpüree geben und ebenfalls pürieren.

❸ Die Molke hinzugeben und alles gut miteinander vermischen.

Nährwert

circa 400 kJ (95 kcal) pro Portion

Joghurt –
lecker und gesund

Joghurt gibt es in den verschiedensten Variationen: Da wäre beispielsweise der Sahnejoghurt mit wenigstens zehn Prozent Fett, der Vollmilchjoghurt mit 3,5 Prozent Fett, der fettarme Joghurt (1,5 bis 1,8 Prozent Fett) sowie entrahmter Joghurt (maximal 0,3 Prozent Fett). Selbstverständlich sind all diese Joghurtsorten „pur" oder mit Früchten erhältlich. Weiterhin unterscheidet man stichfesten und Trinkjoghurt, es gibt Joghurt mit Körnern oder anderen Ballaststoffen sowie kalorienreduzierten Joghurt (Joghurt „light"). Und nicht zuletzt gibt es auch noch die Joghurts, die damit werben, ausschließlich rechtsdrehende Milchsäure oder aber probiotische Joghurtkulturen zu beinhalten.

Da steht man als Verbraucher manchmal ganz schön ratlos vor dem Kühlregal. Während die Wahl zwischen Natur- und Fruchtjoghurt, Trinkjoghurt und stichfestem Joghurt oder Joghurt mit verschiedenen Fettanteilen noch leicht fällt, rätselt man manchmal doch ganz schön herum, ob man lieber den teureren probiotischen Joghurt beziehungsweise den mit der rechtsdrehenden Milchsäure oder vielleicht doch lieber einen ganz einfachen Joghurt nehmen soll.

Rechtsdrehend, linksdrehend, probiotisch: kleine Joghurtkunde

Die Werbung verspricht, dass Joghurt, der nur rechtsdrehende oder L (+)-Milchsäure enthält, gesünder ist, als Joghurt mit linksdrehender beziehungsweise D(-)-Milch-

säure. Der Grund: Der menschliche Organismus selbst stellt nur rechtsdrehende Milchsäure her. Milchsäure im Joghurt wird von der darin enthaltenen Milchsäurebakterien produziert. Je nach Bakterienstamm ist das nun linksdrehende oder rechtsdrehende Milchsäure. Lange meinte man, dass linksdrehende Milchsäure zu einer Übersäuerung des Körpers beitragen würde, da der Organismus sie langsamer abbaut als die rechtsdrehende Variante. Doch mittlerweile ist erwiesen, dass das nicht stimmt. Wenn Sie also vor der Entscheidung stehen, ob Sie einen Joghurt mit rechtsdrehender Milchsäure beziehungsweise rechtsdrehenden Joghurtkulturen oder einen normalen Joghurt kaufen sollen, auf dessen Becher nichts über Milchsäure oder Joghurtkulturen angegeben ist, nehmen Sie einfach den, der Ihnen besser schmeckt. Gesund sind sie beide.

„Pro bios" = für das Leben

Etwas anders sieht es allerdings mit den so genannten probiotischen Joghurts aus (*pro bios* kommt aus dem Griechischen und bedeutet so viel wie „für das Leben"). Diese enthalten besondere Milchsäurebakterien, die auch eine Passage durch die im Magen enthaltene Salzsäure überleben und anschließend den Darm besiedeln sollen, um die natürliche Darmflora zu verbessern und das natürliche Gleichgewicht des Darms zum Beispiel nach Krankheiten oder Antibiotikaeinnahme wieder herzustellen. Sie sollen sich im Darm vermehren und krank machende Keime verdrängen. Zwar gelan-

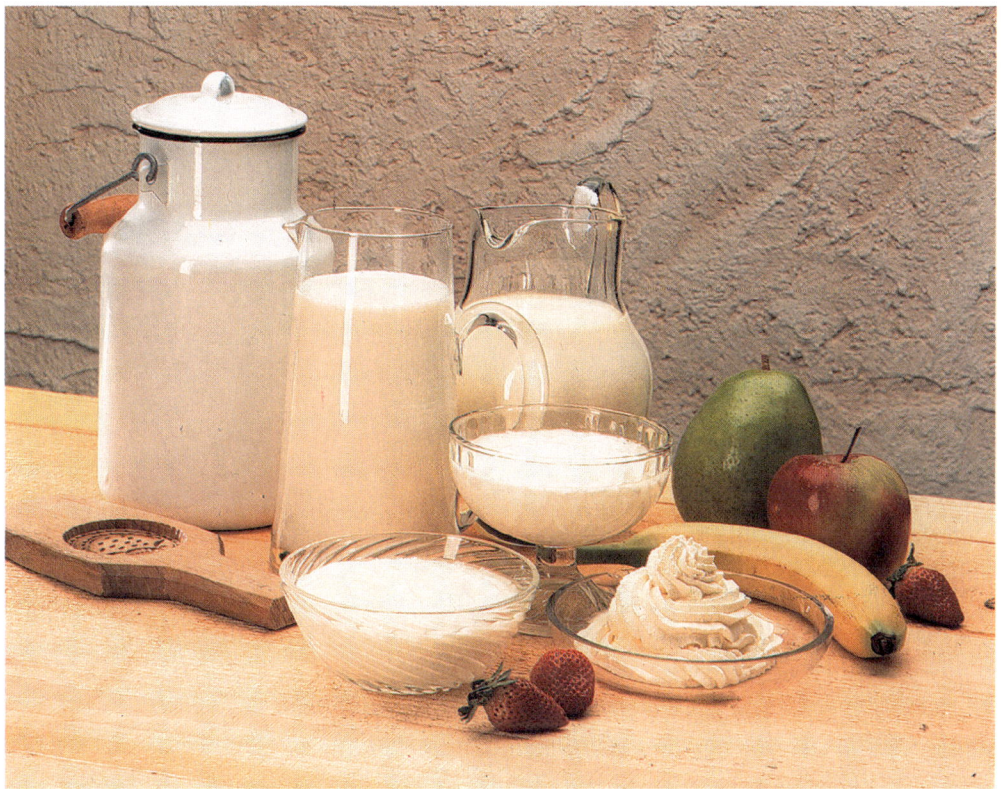

Joghurt, Quark und andere Milchprodukte gehören zu einer gesunden Ernährung

gen auch Milchsäurebakterien aus herkömmlichen Joghurts lebend in den Darm, doch dieser Anteil ist geringer als der der Bakterien aus probiotischen Joghurts, die besonders robust sind.

Ein weiterer Vorteil der Milchsäurebakterien, die im Übrigen zur gesunden Darmflora jedes Menschen gehören, liegt darin, dass sie sich direkt auf die Darmschleimhaut setzen und von dort aus die Immunzellen im Darm anregen. Auf diese Weise stärken sie die Abwehrkräfte – warum, ist allerdings noch nicht klar. Durch die Ver-

drängung krank machender Keime helfen die probiotischen Milchsäurebakterien unter anderem bei Durchfallerkrankungen. Darüber hinaus können sie Beschwerden bei Milchzuckerunverträglichkeit lindern. Man vermutet zudem, dass die probiotischen Keime in der Lage sein könnten, das Risiko für Darmkrebs zu verringern sowie den Cholesterinspiegel günstig zu beeinflussen, doch gibt es dafür bislang keine sicheren Beweise.

In jedem Fall gilt, dass genügend lebende probiotische Bakterien im Joghurt vorhanden sein müssen, damit sie eine positive Auswirkung auf die Gesundheit haben. Bei den meisten Joghurts ist das sowohl zu Beginn als auch am Ende der Mindesthaltbarkeitsfrist der Fall. Allerdings nützt auch eine hohe Keimzahl im probiotischen Joghurt nichts, wenn man nicht regelmäßig, das heißt täglich, probiotischen Joghurt zu sich nimmt. Wenn Sie also Ihren Darm beziehungsweise Ihre Darmflora „in Form" bringen wollen, sollten Sie wenigstens einmal pro Tag probiotischen Joghurt essen. Sie können auch auf probiotische Joghurtdrinks zurückgreifen – ein „Drink" am Morgen bringt Sie sicher in Schwung.

Doch Vorsicht: Manche Ärzte warnen Patienten, deren Immunsystem stark geschwächt ist (zum Beispiel infolge der Einnahme von so genannten Immunsuppressiva, das heißt, Medikamenten, die das Immunsystem unterdrücken), probiotische Joghurts zu sich zu nehmen. Möglicherweise können die ansonsten so gesunden Bakterien im Joghurt bei ihnen Erkrankungen auslösen.

Was den Joghurt außerdem gesund macht

Joghurt enthält neben Milchsäurebakterien eine ganze Reihe von wertvollen Inhaltsstoffen, wie die folgende Tabelle auf dieser Seite zeigt.

Neben den in der Tabelle aufgezählten Nährstoffen enthält Joghurt noch weitere Vitamine und Mineralstoffe, zum Beispiel Vitamin B_{12} und Fluorid. Fruchtjoghurt unterscheidet sich in seinem Nährstoffgehalt geringfügig von den in der Tabelle aufgelisteten Naturjoghurts: In der Regel gilt, dass Fruchtjoghurts etwas nährstoffärmer

Auswahl probiotischer Bakterienarten

Lactobacillus acidophilus
Lactobacillus casei
Lactobacillus casei subspecies rham nosis
Lactobacillus lactis
Lactobacillus reuteri
Bifidobacterium adolescentis
Bifidobacterium bifidum
Bifidobacterium infantis
Bifidobacterium longum

Ausgewählte Nährstoffe im Naturjoghurt

Nährstoff	Fettarmer Joghurt (1,5 % Fett) je 100 g	Vollmilchjoghurt (3,5 % Fett) je 100 g
Eiweiß	3,4 g	3,3 g
Fett	1,5 g	3,5 g
Kohlenhydrate	4,0 g	4,0 g
Vitamin A	0,02 mg	0,04 mg
Vitamin B_1	0,04 mg	0,04 mg
Vitamin B_2	0,16 mg	0,16 mg
Kalium	150 mg	150 mg
Kalzium	130 mg	130 mg
Natrium	50 mg	50 mg
Eisen	0,05 mg	0,05 mg
Nährwert	188 kJ (45 kcal)	272 kJ (65 kcal)

sind, dafür mehr Kohlenhydrate und Kilokalorien beinhalten. Kinder essen zum Beispiel lieber Fruchtjoghurts – lassen Sie sie gewähren! Besser sie essen einen Fruchtjoghurt als gar keinen Joghurt.

Eiweiß und Fett

Obwohl Milch der Grundstoff für Joghurt ist, ist das Joghurteiweiß im Vergleich zum Milcheiweiß hochwertiger – es kann vom Körper schneller und leichter verarbeitet werden. Das im Joghurt enthaltene Fett liegt zum Teil in Form von so genannten essenziellen Fettsäuren vor; diese benötigt der menschliche Organismus zwar unbedingt, um alle Körperfunktionen aufrechtzuerhalten, kann sie aber nicht selbst herstellen. Aus diesem Grund müssen sie mit der Nahrung aufgenommen werden. Joghurt ist beispielsweise eine gute Quelle für die essenzielle Fettsäure Lezithin.

Milchsäure – wichtig für den Darm

Ein weiterer interessanter Bestandteil von Joghurt ist die Milchsäure, die von den im Joghurt lebenden Milchsäurebakterien erzeugt wird. Diese Milchsäurebakterien sind es auch, die die Milch erst zu Joghurt werden lassen. Bei der Joghurtherstellung wird Kuhmilch zunächst erhitzt und nach kurzer Zeit auf circa 45 Grad Celsius abgekühlt. Im Anschluss daran werden der Milch Bakterienkulturen (normalerweise Lactobacillus bulgaricus und Streptococcus thermophilus) zugefügt. Bei einer Temperatur von circa 38 Grad Celsius wandeln die Bakterien den Großteil des in der Milch

enthaltenen Milchzuckers in Milchsäure um, was zur Folge hat, dass die Milch anschließend gerinnt, eindickt und den für den Joghurt so typischen leicht säuerlichen Geschmack annimmt.

Was die Nährstoffe im Körper bewirken

Nährstoff	Wirkung/Bedeutung
Vitamin A (Retinol)	notwendig für den Aufbau der Haut und der Schleimhäute sowie für das Sehen im Dunkeln
Vitamin B_1 (Thiamin)	notwendig für die Funktion von Nerven- und Muskelzellen
Vitamin B_2 (Riboflavin)	notwendig für die Energiegewinnung durch den Organismus
Vitamin B_{12} (Cobalamin)	wichtig für die Bildung der roten Blutkörperchen und damit für die Sauerstoffversorgung der Zellen
Kalium	entwässert die Körperzellen und sorgt somit dafür, dass Schadstoffe aus dem Körper gespült werden
Kalzium	notwendig für den Aufbau von Knochen und Zähnen sowie für die Funktion von Muskeln und Nerven
Natrium	bindet Wasser in den Zellen
Eisen	maßgeblich am Aufbau der roten Blutkörperchen beteiligt

Vorsicht bei Milchzuckerunverträglichkeit

Der größte Teil des in der Milch enthaltenen Milchzuckers (Laktose) wird von den Milchsäurebakterien zwar in Milchsäure umgewandelt, ein gewisser Rest an Milchzucker ist jedoch in den meisten Joghurts noch enthalten. Wer unter Milchzuckerunverträglichkeit leidet, sollte ausprobieren, ob er Joghurt verträgt oder nicht (bei schweren Fällen von Milchzuckerunverträglichkeit nur nach vorheriger Rücksprache mit dem Arzt). Bei vielen Menschen mit der so genannten Laktoseintoleranz treten keine gesundheitlichen Beschwerden nach dem Verzehr von Joghurt auf, da der Milchzucker von den Bakterien schon verarbeitet wurde.

Die Milchsäure aus dem Joghurt hat verschiedene positive Wirkungen auf den Organismus: Einerseits fördert sie die Verdauung und sorgt für ein gesundes, saures Milieu im Darm, andererseits gewinnt der Körper aus ihr auch Energie. Nicht zuletzt wirkt sie Entzündungen entgegen.

Die Milchsäurebakterien aus dem Joghurt sind unserer Gesundheit ebenfalls förderlich, sofern sie die Passage durch den Magen überleben und in den Darm gelangen, was vor allem den probiotischen Milchsäurebakterien in größerer Zahl gelingt. Sie heften sich an die Darmschleimhaut an, stimulieren dort das Immunsystem und wirken krank machenden Bakterien erfolgreich entgegen.

Die Geschichte des Joghurts

Da keiner weiß, wer die Herstellung des Joghurts entdeckt hat, ranken sich um seine Entstehung zahlreiche Mythen – so wird zum Beispiel erzählt, dass er direkt aus dem Himmel stamme und ein Engel den Menschen das erste Schälchen mit Joghurt gebracht haben soll. Andere Quellen behaupten, dass der Joghurt von Nomaden entdeckt wurde, die auf ihren Wanderungen Milch in ihren Lederbeuteln transportierten. Unter der Einwirkung von Wärme und von Bakterien, die sich in der Milch niederließen, entstand möglicherweise die erste joghurtartige Speise. Wie auch immer: Sicher ist jedoch, dass Joghurt ein sehr altes Nahrungsmittel ist, denn schon die alten Griechen kannten ihn und er findet auch in der Bibel Erwähnung.

Nicht nur, dass der Joghurt in vielen Kulturen als göttliche Speise galt, ihm wurden auch besondere Heilkräfte zugeschrieben. So setzte zum Beispiel der im Römischen Reich tätige Mediziner Galen Joghurt bei Magenproblemen ein, und in der indischen Medizin wurde und wird er gegen Nervosität und Unruhe empfohlen.

Bei uns wurde der Joghurt durch die Mongolen bekannt, im Mittelalter galt er als bäuerliche Speise. Erst aufgrund der Erkenntnisse des russischen Arztes, Bakteriologen und späteren Nobelpreisträgers Ilja Metschnikow (1845–1916) wurde man jedoch bei uns richtig aufmerksam auf die säuerliche Speise. Metschnikow führte Studien über die durchschnittliche Lebenserwartung durch. Dabei stellte er fest, dass vor allem auf dem Balkan Menschen lebten, die auch mit 90 oder sogar mit 100 Jahren noch gesund und verhältnismäßig fit waren. Metschnikow führte diese Tatsache darauf zurück, dass die Menschen dort regelmäßig Milchprodukte, darunter vor allem auch Sauermilchprodukte wie den Joghurt zu sich nahmen. Er untersuchte den Joghurt und fand darin Bakterien – nämlich Lactobacillus bulgaricus und Streptococcus thermophilus –, die er für die positive Wirkung des Sauermilchprodukts auf den Organismus verantwortlich machte. Die Entdeckung dieser Bakterien führte letztlich dazu, dass in den 30er-Jahren des 20. Jahrhunderts Joghurt erstmals industriell hergestellt werden konnte. Heute quellen die Supermarktregale nur so über von den verschiedensten Joghurtvariationen – kein Wunder, schließlich wissen wir heute, dass Joghurt wirklich ein wertvolles, gesundes und dazu noch relativ kalorienarmes Nahrungsmittel ist.

Joghurtherstellung leicht gemacht

Joghurt müssen Sie aber nicht unbedingt kaufen, Sie können ihn auch leicht selbst herstellen. Sie brauchen dazu einen Liter H-Milch (damit der spätere Joghurt keine

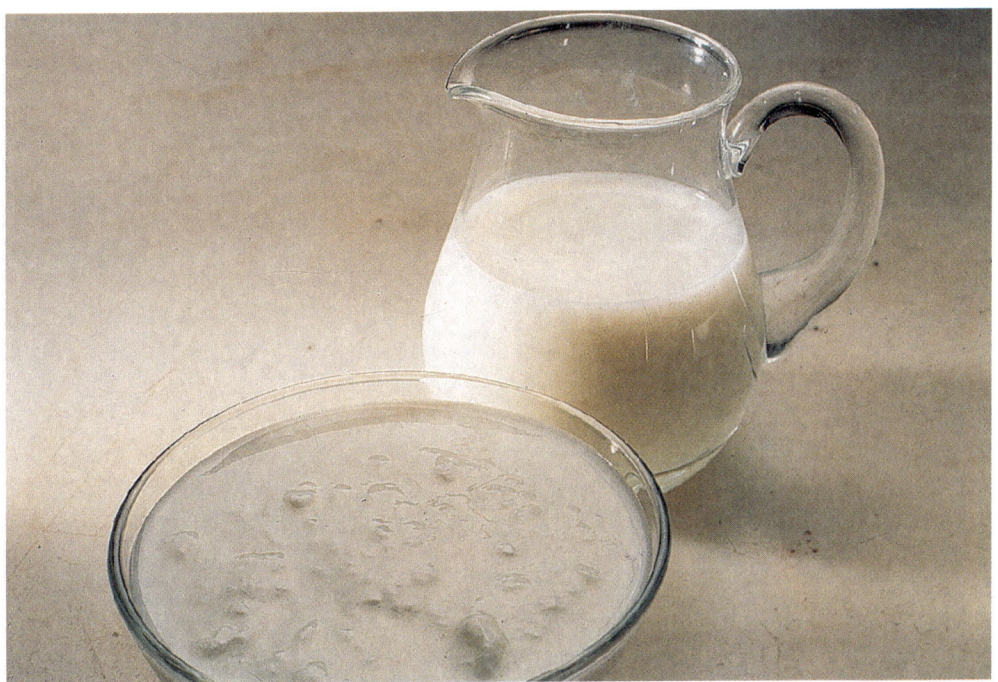

Joghurt ist leicht und gesund und lässt sich auf viele Weisen zubereiten

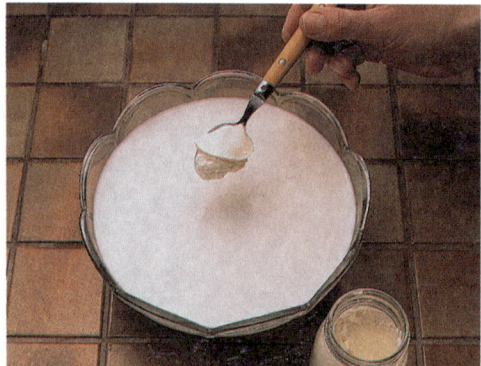

Starterkultur zur Milch geben

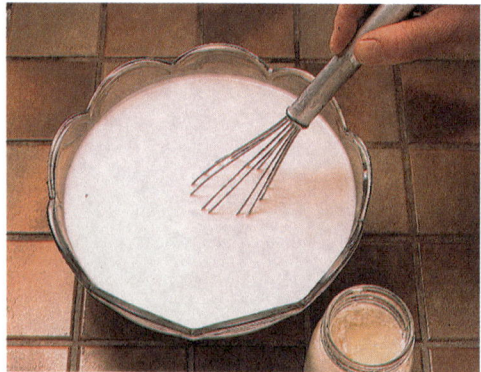

Kultur mit Milch verrühren

anderen Keime als die erwünschten enthält), einen handelsüblichen Naturjoghurt sowie einen sehr sauberen, möglichst keimfreien Topf (am besten einen heiß ausgewaschenen Topf aus Edelstahl), eine größere ofenfeste Form mit Deckel sowie ein Thermometer und mehrere kleinere Gläser.

Herstellung

❶ Die Milch geben Sie in den Topf und erhitzen sie so stark, dass sie beinahe (aber nicht ganz) kocht. Dann muss die Milch auf circa 45 Grad Celsius abgekühlt werden (Thermometer einsetzen!). Das feine Häutchen, das sich auf der Milch möglicherweise gebildet hat, entfernen Sie bitte.

❷ Geben Sie nun den zuvor gut durchgerührten Joghurt zur Milch, vermischen Sie beides gut und achten Sie jedoch darauf, nicht zu stark umzurühren. Der Joghurt dient als Starterkultur für Ihren Joghurt; die Joghurtbakterien müssen ja schließlich von irgendwoher kommen.

❸ Gießen Sie die mit dem Joghurt vermengte Milch in die ofenfeste Form. Die Mischung

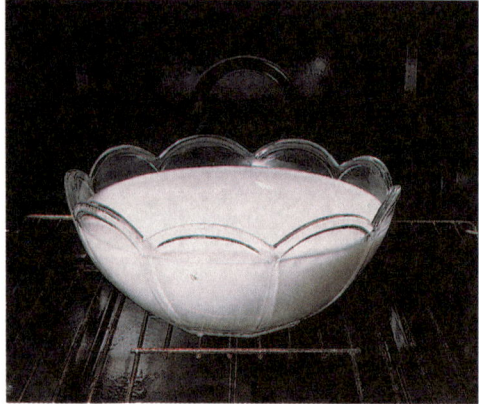

Mischung in eine ofenfeste Form geben

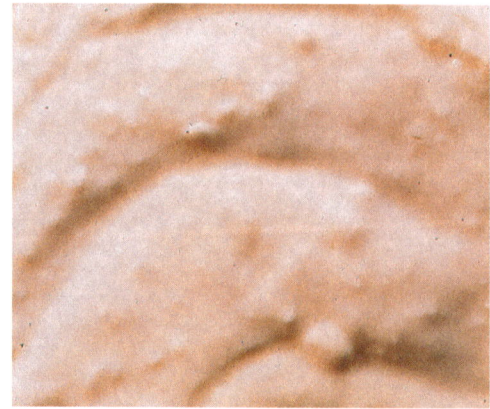

Joghurt einmal ganz nah

muss nun bei einer Temperatur zwischen 38 und 45 Grad Celsius (im Backofen) mindestens sechs, oft auch bis zu zwölf Stunden stehen gelassen werden.

④ Prüfen Sie anschließend, ob sich die Mischung schon verdickt hat; wenn ja, holen Sie sie heraus und stellen sie noch einmal für mindestens zwölf, besser für 24 Stunden in den Kühlschrank. Danach füllen Sie Ihren selbst gemachten Joghurt in kleine Gläser.

Zur Zubereitung des Joghurts können Sie auch einen im Handel üblichen Joghurtbereiter verwenden. Auch sind Joghurtkulturen (darunter auch probiotische) im Handel erhältlich, die Sie der Milch anstelle des Joghurts als Starterkultur zusetzen können.

Joghurt für die Gesundheit

Vor allem im Zuge der neuesten wissenschaftlichen Erkenntnisse über die probiotischen Joghurts hat man den Joghurt als Heilmittel wiederentdeckt. Nicht nur, dass er besonders gesunde Substanzen enthält, die Kombination dieser Stoffe sowie die Milchsäurebakterien sorgen dafür, dass Joghurt dazu beitragen kann, Krankheiten vorzubeugen und Beschwerden zu lindern. Bevor Sie nun zur Selbstbehandlung schreiten, denken Sie jedoch immer daran, dass Joghurt bei ernsten Erkrankungen und an-

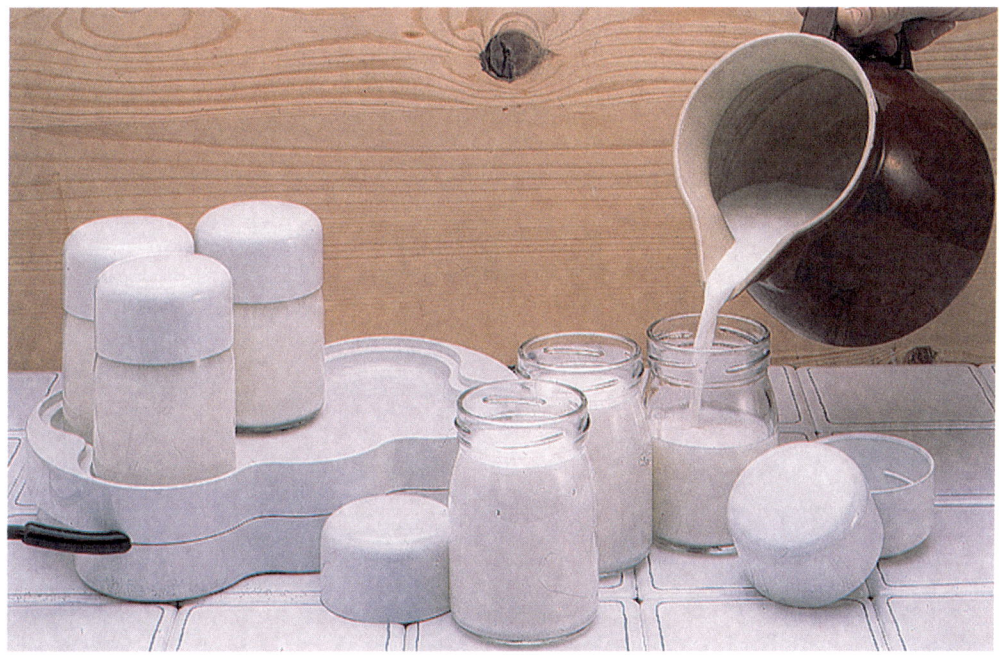

Joghurtbereiter vereinfachen die Joghurtherstellung

haltenden Beschwerden zwar eine hilfreiche Nahrungsergänzung sein, den Arztbesuch und die Einnahme von Medikamenten aber nicht ersetzen kann.

Vorbeugung von Arteriosklerose und Herzerkrankungen

Arterienverengung und -verhärtung ist eine Volkskrankheit. Mit zunehmendem Alter leiden die meisten Menschen darunter, allerdings oft, ohne es zu merken. Es gibt jedoch Risikofaktoren, die das Fortschreiten der Arteriosklerose beschleunigen. Dazu zählen vor allem Bluthochdruck, fett- und cholesterinreiche Ernährung, Übergewicht und Rauchen. Bei fortgeschrittener Arteriosklerose kann es zu einer so starken Verengung der Arterien kommen, dass nachfolgende Körperabschnitte (zum Beispiel bestimmte Bereiche des Herzens) nicht mehr ausreichend mit Blut und damit mit Sauerstoff versorgt werden. Unter Umständen kommt es infolge arteriosklerotischer Veränderungen sogar zu einem Verschluss einer Arterie, was zur Folge hat, dass Körpergewebe abstirbt (zum Beispiel beim Herzinfarkt).

Mit Hilfe von Joghurt können Sie der Arteriosklerose möglicherweise in gewissem Maß vorbeugen. Joghurt trägt einigen wissenschaftlichen Untersuchungen zufolge dazu bei, den Cholesterinspiegel im Blut zu senken. Auf welche Weise das geschieht, ist bislang noch nicht völlig klar, vermutet wird aber, dass die Milchsäurebakterien einen günstigen Einfluss auf den Cholesterinspiegel ausüben. Besonders probiotische

tipp Nehmen Sie täglich einen Joghurt zu sich (am besten einen probiotischen), um die Blutfettwerte positiv zu beeinflussen. Achten Sie zudem darauf, dass Ihre Ernährung nicht zu viel tierisches Fett enthält.

Joghurts scheinen den Cholesterinspiegel zu senken – vermutlich deshalb, weil ein Großteil der Bakterien lebend im Darm ankommt und dort weiter auf den Organismus einwirken kann.

Joghurt – ein beruhigendes Nahrungsmittel

Fühlen Sie sich oft gestresst, sind Sie nervös, verspannt, können sich schlecht entspannen oder haben Sie Probleme mit dem Einschlafen? Vielleicht leiden Sie zudem häufig noch unter Kopfschmerzen und können sich nur unzureichend konzentrieren? Dann sollten Sie häufiger einmal Joghurt zu sich nehmen!

Joghurt enthält nämlich Stoffe, die beruhigend auf unser Nervensystem einwirken. Zu diesen Substanzen gehören vor allem die essenzielle Fettsäure Lezithin sowie der Mineralstoff Kalzium. Kalzium wird von den Nervenzellen benötigt, damit sie richtig arbeiten können. Zwar entzieht der Körper den Knochen Kalzium, wenn zu wenig des Mineralstoffs in der Nahrung enthalten ist, um den Bedarf der Nervenzellen zu decken, doch besser ist es, ausreichend Kalzium mit der Nahrung zu sich nehmen, um die hoch spezialisierten Zellen bei ihrer Arbeit zu unterstützen. Wenn Kalzium in der Nahrung fehlt, kann dies Nervosität und Reizbarkeit und die anderen oben genannten Symptome nach sich ziehen.

Lezithin wird ebenfalls von Nervenzellen benötigt, und zwar vor allem von denen des Gehirns. Ohne eine ausreichende Menge Lezithin können wir uns nicht mehr richtig konzentrieren, unsere geistige Leistungsfähigkeit sinkt und wir werden leicht reizbar. Ein Becher Joghurt pro Tag trägt schon einiges dazu bei, den Kalzium- und Lezithinbedarf zu decken und führt zu größerer Ausgeglichenheit.

Die Darmflora auf Vordermann bringen

Dass sowohl Milchsäure als auch die Milchsäurebakterien aus dem Joghurt eine positive Wirkung auf den Darm haben, wissen Sie bereits. Schließlich säuert Milchsäure das Darmmilieu an und die Milchsäurebakterien setzen sich (zumindest zum Teil) auf der Darmschleimhaut fest, vermehren sich und verdrängen krank machende Keime. Aus diesem Grund kann Joghurt unter anderem Durchfallerkrankungen günstig beeinflussen. Bei Durchfall ist die Darmflora aus dem Gleichgewicht gebracht; mit Hilfe von Milchsäurebakterien kann sie wieder stabilisiert werden. Wenn Sie Durchfall haben, sollten Sie allerdings unbedingt zu probiotischen Joghurts greifen, um sicherzugehen, dass auch wirklich Milchsäurebakterien in Ihren Darm gelangen und sich dort ansiedeln. Auch Kinder

profitieren im Übrigen von den im Joghurt enthaltenen Bakterien. Verschiedene US-amerikanische Studien ergaben, dass probiotische Keime, insbesondere Bifidobakterien, wenn sie regelmäßig in der Nahrung vorkommen, Kinder vor Durchfallerkrankungen schützen. Das ist deshalb interessant, weil vor allem Kleinkinder bei einer Durchfallerkrankung rasch von gefährlicher Austrocknung bedroht sind, denn ihnen geht dabei viel Flüssigkeit verloren.

Verstopfung? Joghurt hilft!

Die Milchsäure im Joghurt kann auch bei anhaltender Verstopfung helfen. Sie beschleunigt die Darmpassage und sorgt somit dafür, dass der Stuhl nicht so stark eingedickt und rascher ausgeschieden wird. Falls Sie also häufiger unter Verstopfung leiden, essen Sie mindestens einmal täglich Joghurt – egal, ob probiotisch oder nicht.

tipp Erwachsene sollten bei Durchfall zwei- bis dreimal täglich einen probiotischen Joghurt zu sich nehmen; Kleinkinder profitieren bei Durchfall bereits von einem halben Joghurt. Auch zur Vorbeugung von Durchfall sollten Kinder regelmäßig Joghurt (am besten probiotische Sorten) essen. Selbstverständlich sollten Sie spätestens nach drei Tagen anhaltenden Durchfalls den Arzt aufsuchen und sich nicht allein auf die Wirkung des Joghurts verlassen. Mit einem Kleinkind sollten Sie spätestens nach 24 Stunden anhaltenden Durchfalls zum Arzt gehen, vor allem wenn noch Erbrechen dazu kommt.

Joghurt und Magenprobleme

Magenbeschwerden werden häufig durch verdorbene Nahrungsmittel, aber auch durch zu schweres, fettes Essen oder Genussmittel wie Alkohol und Zigaretten ausgelöst. Leiden Sie unter Übelkeit und Bauchschmerzen, kann möglicherweise Joghurt die Beschwerden lindern. Er ist ein sehr gut verträgliches Nahrungsmittel und wirkt beruhigend auf die Magenschleimhaut. Nehmen Sie bei Magenproblemen zwei- bis dreimal täglich einen Becher Joghurt (am besten Naturjoghurt aus fettarmer Milch) zu sich. Halten Ihre Beschwerden nach zwei bis drei Tagen noch an, müssen Sie allerdings zum Arzt gehen.

Joghurt – ein Heilmittel für Frauen

Die meisten Frauen leiden mindestens einmal im Leben unter einer Infektion der Vagina. Hervorgerufen wird sie häufig durch Pilze oder auch durch Bakterien, die in die Scheide gelangt sind. Bemerkbar macht sich eine solche Entzündung durch vermehrten, zum Teil übel riechenden Ausfluss, durch Brennen und Jucken im Genitalbereich. Selbstverständlich heißt es bei einer Scheideninfektion zunächst zum Frauenarzt zu gehen, der bei einer Pilzinfektion ein pilzabtötendes Mittel und bei einer bakteriellen Infektion in der Regel ein Antibiotikum verschreiben wird (Achtung: oft ist eine Mitbehandlung des Partners erforderlich!).

Zusätzlich zur medikamentösen Behandlung empfiehlt es sich, Joghurt zur Linderung der Beschwerden einzusetzen. Infolge der Besiedelung der Scheide mit den krank machenden Keimen wird nämlich leider das normalerweise saure Scheidenmilieu gestört. Joghurt kann dazu beitragen, die Scheidenflora wieder ins Gleichgewicht zu bringen. Sogar Frauenärzte empfehlen, die Scheide mit lauwarmen Wasser, das mit Naturjoghurt vermischt ist (Mischungsverhältnis 50 : 50) zu spülen. Im Anschluss an diese Spülung reinigen Sie die Genitalregion gründlich mit warmem Wasser. Falls Ihnen eine Scheidenspülung zu unangenehm ist, können Sie auch einfach Joghurt auf die Scheide auftragen und ihn zum Beispiel über Nacht dort belassen. Zum Schutz Ihrer Unterwäsche verwenden Sie eine Slipeinlage. Im Anschluss an die Anwendung reinigen Sie die Genitalregion bitte gründlich – am besten mit lauwarmen Wasser. Sie können diese Anwendung ruhig mehrmals täglich hintereinander durchführen.

t i p p   Damit der Joghurt auch wirklich in die Scheide gelangt, ist es am einfachsten, wenn Sie einen Tampon zunächst in den Joghurt tauchen und ihn dann in die Scheide einführen.

Joghurt für schöne Haut

Das Wunderbare am Joghurt ist, dass er nicht nur gut schmeckt und Beschwerden lindert, sondern dass er auch im Dienste der Schönheit eingesetzt werden kann. Ihre Haut profitiert schon allein davon, wenn Sie regelmäßig Joghurt essen (am besten Naturjoghurt), denn er enthält viele B-Vitamine, die sich positiv auf die Haut auswirken. Doch auch äußerlich angewendet tut Joghurt der Haut gut.

Welche Hauttypen profitieren von Joghurt?

- *Unreine Haut*
  Pickel und Mitesser entzünden sich leicht. Die Milchsäure im Joghurt entfaltet eine ausgeprägte entzündungshemmende Wirkung, wenn der Joghurt auf die Haut aufgetragen wird. Außerdem reinigt die Milchsäure die Haut von Fett und abgeschilferten Hautzellen, sodass sie wieder frischer und schöner wirkt.
- *Empfindliche Haut*
  Joghurt entfaltet seine beruhigende Wirkung auf empfindlicher Haut, die schon durch leichteste Irritationen gereizt wird und sich daraufhin rötet. Außerdem macht er die Haut geschmeidig.
- *Normale Haut*
  Auch die normale Haut profitiert von den Inhaltsstoffen des Joghurts. Die Milchsäure reinigt und klärt die Haut und lässt sie frischer, rosiger und gesünder aussehen.

t i p p Ein kleiner Tipp zum Schluss: Bitte bedenken Sie, dass auch natürliche Produkte wie Joghurt oder die anderen Zutaten für die obigen Rezepte unter Umständen eine Allergie auslösen können. Wenn Sie wissen, dass Sie empfindlich auf einen der Inhaltsstoffe reagieren, wenden Sie das Rezept besser nicht an. Falls Sie nicht sicher sind, ob Sie allergisch reagieren, vermischen Sie die Zutaten miteinander und geben ein klein wenig der Mischung auf die Innenseite des Arms. Warten Sie zehn bis 15 Minuten. Falls sich Anzeichen einer allergischen Reaktion zeigen, verzichten Sie besser auf die Anwendung.

Peeling für unreine Haut

Zutaten

1 Schnapsglas voll Zucker
2 EL Joghurt
1 EL Wasser

Durchführung

Verrühren Sie die Zutaten für das Peeling miteinander und rubbeln Sie die Hautunreinheiten in Ihrem Gesicht damit ab. Anschließend reinigen Sie die Haut gründlich mit lauwarmem Wasser. Auf diese Weise wird die Haut von abgestorbenen Hautzellen und Fett gereinigt, sie wirkt rosiger und gesünder. Außerdem kann sie sich nicht so leicht entzünden. Eine solche Rubbelmaske sollten Sie allerdings nicht täglich, sondern nur alle zwei bis drei Tage durchführen.

Hefe-Joghurt-Maske
(für unreine Haut)

Zutaten

$^1/_2$ Würfel Backhefe
2 EL lauwarmes Wasser
6 EL Joghurt

Durchführung

Lösen Sie die Backhefe in dem lauwarmem Wasser auf und verrühren Sie alles mit dem Joghurt, sodass ein leicht zähflüssiger Brei entsteht. Diesen Brei tragen Sie nun auf die Haut auf (die Augenpartie aussparen!) und lassen ihn 20 Minuten einwirken. Am besten legen Sie sich dabei hin und entspannen sich ein wenig. Nach der Einwirkungszeit waschen Sie Ihr Gesicht gründlich mit lauwarmem Wasser. Sie werden sehen: Die Hefe und der Joghurt ergänzen sich ganz hervorragend und sorgen dafür, dass Entzündungen abklingen.

Joghurtmaske
(für empfindliche Haut)

Zutaten

6 EL Joghurt
4 TL Honig

Durchführung

Vermischen Sie den Joghurt mit dem Honig und tragen Sie die Maske auf Ihr Gesicht auf (Augenpartie aussparen!). Lassen Sie sie zehn Minuten einwirken und reinigen Sie Ihr Gesicht anschließend gründlich mit lauwarmem Wasser. Ihre Haut wirkt nach dieser Packung weniger gereizt. Es reicht, wenn Sie diese Maske einmal in der Woche auftragen.

Joghurt-Gurken-Kompresse
(für trockene Haut)

Zutaten

$^1/_2$ Salatgurke
2 EL Joghurt
1 Mulltuch

Durchführung

Raspeln Sie die geschälte Salatgurke und fangen Sie den Saft auf. Vermischen Sie den Saft mit dem Joghurt und tränken Sie das Mulltuch mit der Mischung. Legen Sie es als Kompresse auf das Gesicht und belassen es dort für zehn Minuten. Reinigen Sie Ihr Gesicht anschließend mit lauwarmem Wasser und cremen Sie es mit Ihrer bevorzugten Hautcreme ein. Ihre Haut wirkt nach dieser Anwendung geschmeidiger und weniger trocken.

Joghurt-Kamille-Bad
(entspannend für gereizte Haut)

Zutaten

10 TL getrocknete Kamillenblüten)
1 Becher Naturjoghurt

Durchführung

Übergießen Sie die Kamillenblüten mit kochendem Wasser und lassen Sie sie zehn bis 15 Minuten lang ziehen. Seihen Sie nun die Blüten ab und lassen Sie den Sud abkühlen. Vermischen Sie ihn anschließend gut mit dem Joghurt und geben Sie die Mischung in das circa 36 Grad Celsius warme Badewasser. Das Bad sollten Sie nicht länger als zehn Minuten ausdehnen; im Anschluss daran duschen Sie sich mit lauwarmem Wasser ab.

Schlank bleiben mit Joghurt

Mit Hilfe von Joghurt können Sie natürlich auch Ihr Gewicht reduzieren – allerdings nur, indem Sie Ihre Ernährung ein wenig umstellen und weniger Kalorien zu sich nehmen, als Ihr Körper verbraucht. Dennoch brauchen Sie nicht zu hungern, wenn Sie abnehmen. Es gibt eine Vielzahl kalorienarmer Nahrungsmittel (zum Beispiel die meisten Obst- und Gemüsesorten), von denen Sie problemlos größere Mengen zu sich nehmen können. Joghurt enthält ebenfalls verhältnismäßig wenig Kalorien: ein Becher Vollmilchjoghurt à 150 Gramm zum Beispiel rund 418 Kilojoule (100 Kilokalorien), ein Becher Fruchtjoghurt aus dem Handel knapp 638 Kilojoule (150 Kilokalorien). Trotz der geringen Kalorienzahl beinhaltet Joghurt große Mengen an Nährstoffen und vor allem auch wertvolles Eiweiß, das Sie gerade dann brauchen, wenn Sie ein wenig abnehmen wollen. Entscheiden Sie sich deshalb häufiger einmal für Joghurt als Zwischenmahlzeit anstelle von Süßigkeiten oder fetten Gerichten wie Hamburger und Pommes frites. Zum Frühstück können Sie sich ein Müsli mit Joghurt anrühren; ihr Salatdressing können Sie anstelle von Öl mit Joghurt zubereiten.

Nur von Joghurt sollten Sie sich allerdings nicht ernähren, wenn Sie abnehmen wollen. Ihr Organismus benötigt noch weitere Nährstoffe, die nicht im Joghurt enthalten sind. Einen Joghurttag können Sie allerdings ruhig mal zwischendurch einlegen, zum Beispiel wenn Sie am Tag zuvor auf einer Feier beim Essen und Trinken so richtig „zugeschlagen" haben und diese „Sünde" nun bereuen, weil sie sich auf Ihren Hüften abzeichnen könnte.

Leckere Joghurtrezepte

Die folgenden Rezepte sollen Ihnen zeigen, dass man mit Joghurt die verschiedensten leckeren Speisen zubereiten kann. Diese Gerichte eignen sich hervorragend zum Abnehmen und sind dabei noch gesund.

Chicoréesalat

Zubereitungszeit

circa 5 Minuten

Zutaten für 1 Portion

1 Staude Chicorée
$^1/_2$ Becher Vollmilchjoghurt
3 EL Milch, etwas Salz und Pfeffer

Zubereitung

❶ Den bitteren Kern der Chicoréestaude keilförmig herausschneiden, Chicorée waschen, putzen und in kleine Stücke schneiden.

❷ Den Joghurt mit der Milch verrühren, mit Salz und Pfeffer würzen und über den Chicorée geben.

Nährwert

circa 290 kJ (70 kcal) pro Portion

Joghurtgurken mit Tomaten und Schinken

Zubereitungszeit

circa 20 Minuten

Zutaten für 2 Portionen

500 g Schmorgurken
1 Zwiebel
30 g Margarine
100 g Tomaten
100 g gekochter Schinken
$1/2$ Becher Vollmilchjoghurt
1 TL Mehl
etwas Salz und Pfeffer
etwas Zucker
1 EL Schnittlauchröllchen

Zubereitung

❶ Die Gurken schälen und halbieren, die Kerne entfernen und die Gurken in kleine Stücke schneiden.

❷ Die Zwiebel schälen und in Ringe schneiden. Die Zwiebelringe zusammen mit den Gurken in der Margarine andünsten. 50 Milliliter Wasser angießen und das Gemüse weich kochen.

❸ Die Tomaten kurz mit kochendem Wasser übergießen, abschrecken und enthäuten. Die Stielansätze entfernen und die Tomaten zu dem Gemüse geben.

❹ Den gekochten Schinken würfeln und zum Gemüse dazugeben.

❺ Den Joghurt mit dem Mehl verrühren und mit der Gemüsemischung vermengen. Mit Salz und Pfeffer würzen, den Zucker dazugeben und die Schnittlauchröllchen über das Gemüse streuen.

Nährwert

circa 1 465 kJ (350 kcal) pro Portion

Rote-Bete-Salat mit Joghurtsauce

Zubereitungszeit

circa 30 Minuten

Zutaten für 2 Portionen

300 g Rote Bete
$1 1/2$ EL Öl
1 EL Zitronensaft
150 g Naturjoghurt
Salz
weißer Pfeffer
$1/2$ TL Zucker
1 EL gehackte Petersilie

Zubereitung

❶ Die Rote Bete in ausreichend Wasser weich kochen, schälen, in Scheiben schneiden oder raspeln und in eine Salatschüssel geben. Vorsicht: Fleckengefahr!

❷ Das Öl mit dem Zitronensaft und dem Joghurt vermischen. Die Sauce mit Salz, Pfeffer und Zucker abschmecken und unter die Rote Bete rühren.

❸ Die Petersilie unter den Salat mischen und alles gut durchziehen lassen.

Nährwert

circa 965 kJ (230 kcal) pro Portion

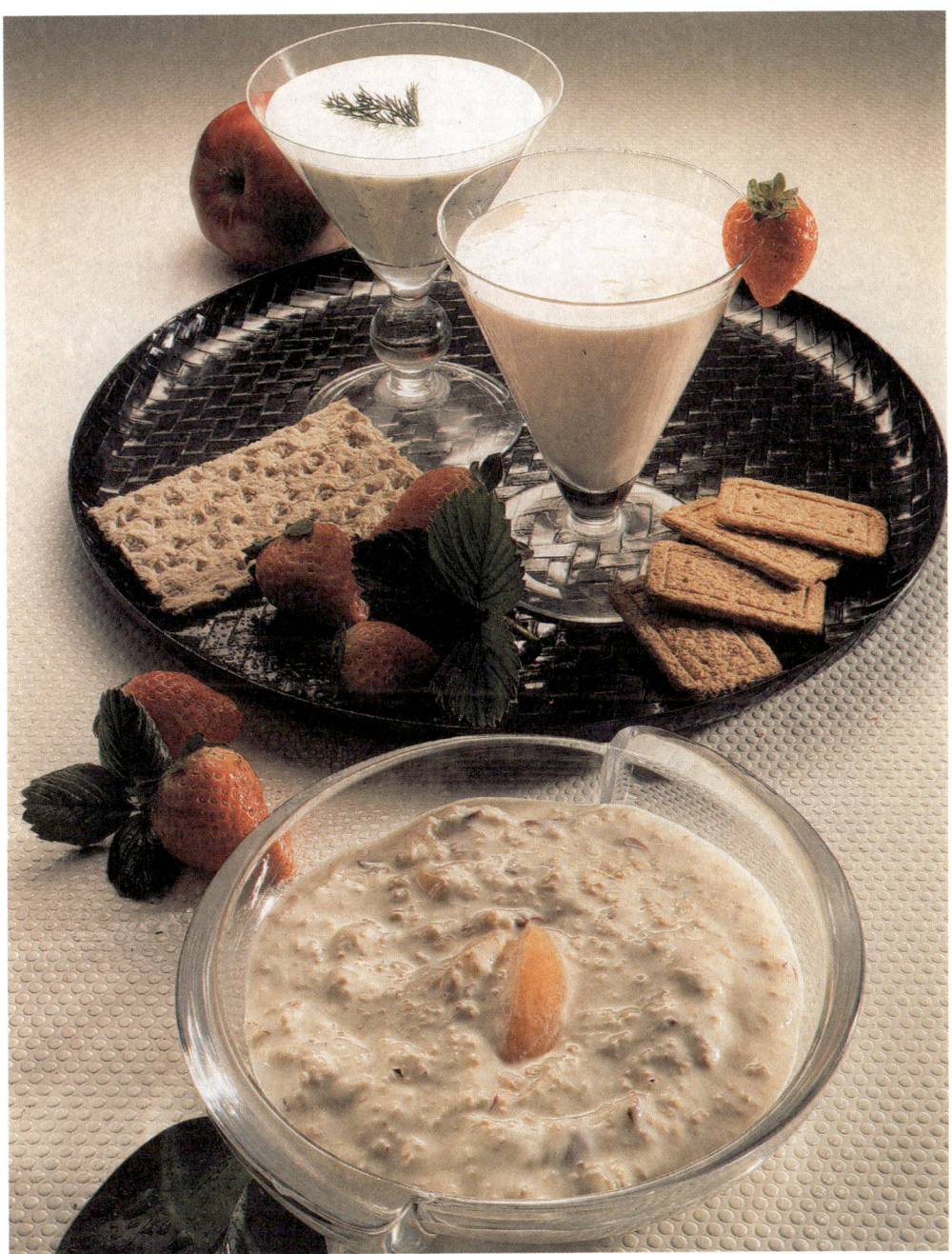

Wohlschmeckende Joghurtdrinks (oben) und Müsli mit Joghurt (unten)

Hähnchensalat mit Joghurt

circa 30 Minuten,
zuzüglich 60 Minuten zum Durchziehen

**150 g kaltes, gebratenes Hähnchen-
brustfleisch**
200 g grüne Bohnen
Salz
200 g Karotten
50 g Knollensellerie
2 EL Zitronensaft
2 Mandarinen
50 g Friséesalat
1 hart gekochtes, abgepelltes Ei

Für die Marinade
75 g Naturjoghurt
75 g saure Sahne
1 TL ungesüßter Sanddornsaft
1 TL Honig

❶ Das Hähnchenfleisch in kleine Würfel schneiden, die Haut, falls vorhanden abziehen.

❷ Die Bohnen säubern, nötigenfalls abfädeln,
halbieren und 15 Minuten in 125 Milliliter
Salzwasser garen. Dann die Bohnen abschrecken und abtropfen lassen.

❸ In der Zwischenzeit die Karotten und den
Sellerie schälen, waschen und in feine Strei-
fen schneiden, mit ein wenig Zitronensaft
beträufeln. Die Mandarinen sorgfältig schälen und in Spalten zerteilen.

❹ Für die Marinade den Joghurt und die saure
Sahne mit dem restlichen Zitronensaft,
dem Sanddornsaft, dem Honig und einer
Prise Salz verrühren.

❺ Das Hähnchenfleisch, das Gemüse und die
Mandarinenstücke unter die Marinade heben und gekühlt eine Stunde durchziehen
lassen.

❻ Den Friséesalat nestförmig auf zwei Tellern
anrichten, und den Hähnchensalat in die
Mitte geben. Das hart gekochte Ei in Scheiben schneiden und den Hähnchensalat
damit garnieren.

circa 1260 kJ (300 kcal) pro Portion

t i p p   Statt des Hähnchenfleischs
können Sie für dieses Rezept
durchaus auch gebratene Putenbrustfilets
verwenden.

Bulgarische Joghurtsuppe

Zubereitungszeit

circa 20 Minuten,
zuzüglich 60 Minuten Kühlzeit

Zutaten für 4 Portionen

100 g Walnusskerne
4 große Knoblauchzehen
1 Bund Petersilie
$1/2$ Bund Dill
1 große Salatgurke
2 EL Olivenöl
Salz
4 Becher Naturjoghurt
350 ml eisgekühltes Wasser

Zubereitung

❶ Die Walnusskerne fein hacken. Die Knoblauchzehen schälen und sehr fein hacken. Die Petersilie und den Dill waschen, trockentupfen, von groben Stängeln befreien und die Kräuter ebenfalls fein hacken.

❷ Die Gurke schälen, der Länge nach halbieren und die Kerne mit einem Löffel herauskratzen. Das Fruchtfleisch mit einer Reibe grob raspeln.

❸ Alles in einer Schüssel mit dem Olivenöl und Salz vermischen und zugedeckt im Kühlschrank eine Stunde ruhen lassen.

❹ Anschließend Joghurt und Wasser hinzugeben und alles gut miteinander verrühren.

Nährwert

circa 755 kJ (180 kcal) pro Portion

Tomaten-Joghurt-Suppe

Zubereitungszeit

circa 20 Minuten

Zutaten für 4 Portionen

4 Fleischtomaten
250 ml Tomatensaft
250 ml Wasser
1 Becher Naturjoghurt
1 EL Mehl
1 Prise Salz
1 Prise schwarzer Pfeffer
1 Prise Zucker

Zubereitung

❶ Die Tomaten mit kochendem Wasser übergießen, kalt abschrecken und enthäuten. Dann die Stielansätze entfernen und die Tomaten in kleine Würfel schneiden.

❷ Die Tomatenwürfel mit dem Tomatensaft und dem Wasser aufkochen.

❸ Den Joghurt mit dem Mehl mischen und in die Suppe einrühren. Mit Salz, Pfeffer und Zucker abschmecken und servieren.

Nährwert

circa 250 kJ (60 kcal) pro Portion

Blumenkohl-Joghurt-Auflauf

Zubereitungszeit

circa 70 Minuten

Zutaten für 2 Portionen

$1/_2$ Blumenkohl
40 g Butter
1 TL Mehl
$1/_8$ l Milch
1 Becher Vollmilchjoghurt
1 TL Allgäuer Emmentaler, gerieben
etwas Salz und Muskat
1 Eigelb
Butter zum Ausfetten
1 TL Paniermehl
1 TL Butter

Zubereitung

❶ Den Blumenkohl in kleine Röschen zerteilen, waschen und dann in Salzwasser zehn bis 15 Minuten garen und anschließend abtropfen lassen.

❷ Die Hälfte der Butter in einem Topf zum Schmelzen bringen, das Mehl hinzugeben und alles gut miteinander vermischen. Milch und Joghurt hinzufügen und gut verrühren. Dann alles auf kleiner Flamme köcheln lassen. Käse, Salz und Muskat dazugeben und das Eigelb unter die Mischung rühren.

❸ Den Blumenkohl in eine eingefettete Auflaufform füllen und die Joghurtsauce darüber gießen.

❹ Das Paniermehl und die restliche Butter in Flöckchen über den Blumenkohl geben.

❺ Alles im Backofen bei 200 °C circa 50 Minuten garen.

Nährwert

circa 1135 kJ (270 kcal) pro Portion

Auberginen in Joghurtsauce

Zubereitungszeit

circa 20 Minuten,
zuzüglich 60 Minuten Kühlzeit

Zutaten für 3 Portionen

3 Auberginen
etwas Olivenöl
500 g Naturjoghurt
$1^1/_2$ TL Minze, getrocknet
1 TL Jodsalz
$1/_2$ Knoblauchzehe

Zubereitung

❶ Die Auberginen in etwa 2 bis 3 cm große Würfel schneiden, in Olivenöl anbraten, dabei aber nicht zu weich werden lassen.

❷ Die Auberginen aus der Pfanne nehmen und auf Küchenkrepp abtropfen lassen.

❸ Die Auberginen anschließend mit dem Joghurt, der Minze und dem Salz mischen.

❹ Schließlich den Knoblauch durch eine Presse hinzudrücken, alles noch einmal miteinander verrühren und etwa 60 Minuten kalt stellen, dann servieren.

Nährwert

circa 1050 kJ (250 kcal) pro Portion

Joghurt-Mandel-Dip

Zubereitungszeit

circa 20 Minuten

Zutaten für 6 Portionen

3 Becher Sahnejoghurt

3 Eier

80 g Mandeln, gehäutet

2 TL Dijonsenf

1 Prise Zucker

1 Prise Salz

etwas schwarzer Pfeffer

2 EL Olivenöl

Zubereitung

❶ Joghurt abtropfen lassen.

❷ Eier hart kochen, abschrecken, pellen und fein hacken.

❸ Mandeln in einer beschichteten Pfanne ohne Fettzugabe unter häufigem Wenden goldbraun rösten, herausnehmen und abkühlen lassen, dann fein zermahlen.

❹ Abgetropften Joghurt mit Senf, Zucker, Salz, Pfeffer und Olivenöl verrühren, Mandeln und Eier untermischen und beispielsweise zu Salat servieren.

Nährwert

circa 735 kJ (175 kcal) pro Portion

Joghurtdrink mit Banane und Kokosnuss

Zubereitungszeit

circa 15 Minuten

Zutaten für 2 Portionen

1 Kokosnuss

1 Banane

1 gehäufter EL Zucker

1 TL Vanillezucker

2 EL Zitronensaft

200 g Magermilchjoghurt

Zubereitung

❶ Die Kokosnuss mit einem Messer oder einem anderen spitzen Gegenstand anstechen, die Milch in ein Glas laufen lassen. Dann die Kokosnuss in der Mitte rundherum mit einem Hammer abklopfen, bis sie in zwei Hälften zerbricht. Das Fruchtfleisch von der Schale lösen.

❷ Die Banane schälen, in Stücke schneiden und mit Zucker, Vanillezucker, Zitronensaft und Joghurt im Mixer kräftig durchmixen.

❸ Etwas Kokosnussfruchtfleisch raspeln, dieses zusammen mit zwei Esslöffel Kokosmilch und dem Joghurt vermischen. Das Getränk in zwei hohe Gläser füllen. Als besonderer Gag können die Gläser in die beiden Kokosnusshälften gestellt werden, die jeweils mit zerstoßenem Eis gefüllt werden.

Nährwert

circa 755 kJ (180 kcal) pro Portion

Bananen-Rum-Joghurt

Zubereitungszeit

circa 10 Minuten

Zutaten für 1 Portion

3 EL Milch
1 Becher Vollmilchjoghurt
$^1/_2$ Banane
1 EL Rum
1 EL Vanillezucker

Zubereitung

❶ Die Milch und den Joghurt gut miteinander verrühren.

❷ Die Banane sorgfältig zerdrücken und unter den Joghurt mischen. Den Rum und den Vanillezucker dazugeben und gut verrühren.

Nährwert

circa 970 kJ (230 kcal) pro Portion

Muntermacher

Zubereitungszeit

circa 5 Minuten

Zutaten für 4 Portionen

4 Becher Naturjoghurt
250 ml frisch gepresster Orangensaft
4 Eigelb
etwas Zucker

Zubereitung

❶ Den Joghurt mit dem Orangensaft im Mixer verrühren.

❷ Die Eigelbe und etwas Zucker hinzugeben und nochmals alles gut miteinander vermischen.

❸ Das Getränk auf vier Gläser aufteilen.

Nährwert

circa 840 kJ (200 kcal) pro Portion

Frischer Ananasjoghurt

Zubereitungszeit

circa 15 Minuten

Zutaten für 2 Portionen

200 g frische Ananas
2 Becher Naturjoghurt
1 TL Vanillezucker
4 Melisseblättchen

Zubereitung

❶ Die Ananas säubern und in etwa ein Zentimeter große Stücke schneiden.

❷ Die Ananasstücke mit dem Joghurt vermischen und den Vanillezucker unterrühren.

❸ Den Ananasjoghurt auf zwei Schälchen verteilen und mit Melisseblättchen garnieren.

Nährwert

circa 670 kJ (160 kcal) pro Portion

Joghurt-Aprikosen-Dessert

circa 40 Minuten

Zutaten für 4 Portionen

100 g Aprikosen, gedörrt
100 ml Orangensaft
500 g frische Aprikosen
120 g Zucker
200 g Naturjoghurt
etwas Bittermandelaroma
150 ml süße Sahne
3 EL Mandelblättchen

Zubereitung

❶ Die gedörrten Aprikosen im Orangensaft zehn Minuten lang weich kochen und auskühlen lassen.

❷ Sowohl gedörrte als auch frische Aprikosen halbieren und entsteinen. Frische Aprikosen in Spalten schneiden und mit Zucker, Joghurt und Bittermandelaroma pürieren.

❸ Sahne steif schlagen und vorsichtig unter das Aprikosenpüree mischen.

❹ Mandelblättchen in einer beschichteten Pfanne ohne Fettzugabe leicht anrösten, das Dessert auf vier Schälchen aufteilen und mit den Mandelblättchen garnieren.

Nährwert

circa 1260 kJ (300 kcal) pro Portion

Joghurt mit Safran

Zubereitungszeit
circa 15 Minuten,
zuzüglich 8 Stunden Abtropfzeit

Zutaten für 4 Portionen

750 g Naturjoghurt
75 g Puderzucker
1 TL Safran
$^1/_2$ EL warme Milch
$^1/_2$ TL Kardamompulver
2 EL Haselnüsse

Zubereitung

❶ Den Joghurt über Nacht in ein Mulltuch geben und über einem Gefäß gut abtropfen lassen.

❷ Den Joghurt mit dem Puderzucker gut vermischen.

❸ Den Safran in der warmen Milch auflösen und zu der Joghurtmischung geben. Anschließend Kardamompulver unterrühren.

❹ Den Safranjoghurt mit den Haselnüssen garnieren.

Nährwert

circa 1260 kJ (300 kcal) pro Portion

Kaffeetraum

Zubereitungszeit

circa 10 Minuten

Zutaten für 4 Portionen

600 g Naturjoghurt
125 g süße Sahne
1 EL Orangenmarmelade
1 TL Honig
1 TL Zucker
1 Prise Pulverkaffee
1 Prise Zimt

Zubereitung

❶ Den Joghurt und die Sahne gut vermischen.

❷ Orangenmarmelade, Honig und Zucker unter die Joghurt-Sahne-Mischung rühren.

❸ Den Pulverkaffee und den Zimt hinzufügen. Den Drink in Gläser füllen und gut gekühlt servieren.

Nährwert

circa 965 kJ (230 kcal) pro Portion

Joghurt eiskalt

Zubereitungszeit

circa 10 Minuten

Zutaten für 4 Portionen

500 g Naturjoghurt
250 ml Eiswasser
4 EL Zucker
Zerstoßenes Eis

Zubereitung

❶ Joghurt, Eiswasser und Zucker im Mixer so lange miteinander verrühren, bis die Oberfläche des Drinks schaumig wird.

❷ Zerstoßenes Eis dazugeben und den Drink sofort servieren.

Joghurt exotisch

Zubereitungszeit

circa 15 Minuten

Zutaten für 2 Portionen

1 Mango
$^1/_2$ Birne
300 g Naturjoghurt
2 EL Milch
1 TL Mandeln, gehackt

Zubereitung

❶ Die Mango schälen, entsteinen, die Birne schälen und entkernen und das Fruchtfleisch pürieren. Dabei aber darauf achten, dass noch ein paar größere Mango- und Birnenstücke im Püree enthalten sind.

❷ Das Püree gut mit dem Joghurt und der Milch vermischen.

❸ Die gehackten Mandeln unter die Joghurtmischung geben, diese auf zwei Schälchen aufteilen und servieren.

Nährwert

circa 1010 kJ (240 kcal) pro Portion

Joghurt-Apfel-Creme

Zubereitungszeit

circa 15 Minuten

Zutaten für 4 Portionen

1 Beutel Dessertschaum

125 ml Milch

300 g Naturjoghurt

1 großer Apfel

$^1/_2$ Zitrone

2 EL Rum

3 EL Zucker

Zubereitung

❶ Den Dessertschaum in der kalten Milch anrühren und den verquirlten Joghurt dazugeben.

❷ Den Apfel schälen, vierteln und das Kerngehäuse entfernen. Den Apfel in kleine Stücke schneiden und mit dem Pürierstab zerkleinern.

❸ Die halbe Zitrone auspressen, den Zitronensaft über das Apfelpüree geben und das Apfelpüree unter die Joghurtcreme ziehen.

❹ Die Joghurtcreme mit dem Rum und dem Zucker abschmecken.

Nährwert

circa 985 kJ (235 kcal) pro Portion

Himbeer-Joghurt-Pfannkuchen

Zubereitungszeit

circa 40 Minuten

Zutaten für 4 Portionen

350 g Weizenmehl

80 g Zucker

1 Prise Salz

6 Eier

300 g Naturjoghurt

200 ml Mineralwasser

700 g Himbeeren

80 g Butter

Puderzucker

Zubereitung

❶ Mehl, Zucker, Salz und Eier miteinander vermischen.

❷ Ganz allmählich den Joghurt und das Mineralwasser unter die Teigmischung rühren und den Teig anschließend 20 Minuten quellen lassen.

❸ In der Zwischenzeit die Himbeeren waschen und säubern.

❹ Die Butter in der Pfanne zerlassen, $^1/_8$ des Pfannkuchenteigs hineingeben. Dann $^1/_8$ der Früchte auf dem Teig gleichmäßig verteilen. Die Pfannkuchen von beiden Seiten goldbraun backen. Aus der Pfanne nehmen und vor dem Servieren mit Puderzucker bestreuen.

Nährwert

circa 3275 kJ (785 kcal) pro Portion

Quark – das „leckere Hausmittel"

Was ist eigentlich Quark?

Bei Quark handelt es sich genau genommen um die Urform des Käses; aus diesem Grund wird er manchmal auch als Frischkäse bezeichnet. Grundstoff für Quark ist selbstverständlich die Milch. Dieser werden bestimmte Keime (so genannte mesophile Keime oder Säuerungskulturen) zugesetzt, die bei einer Temperatur von etwa 28 bis 30 Grad Celsius ihre Wirkung entfalten. Bei diesen Keimen handelt es sich ebenfalls um Milchsäurebakterien, denn sie bauen den in der Milch enthaltenen Milchzucker zu Milchsäure um. Außerdem entstehen bei den Stoffwechselvorgängen der Bakterien weitere Säuren, unter anderem Essigsäure. Infolge dieser Prozesse wird die Milch dick – man nennt sie nun Dickmilch (auch im Handel erhältlich). Mit diesem Vorgang ist die Quarkherstellung jedoch noch nicht abgeschlossen. Der Dickmilch wird nun das früher vor allem aus Kälbermägen gewonnene Enzym Lab zugesetzt, das auch in der Herstellung verschiedener Käsesorten eine bedeutende Rolle spielt. Lab bewirkt, dass das in der Milch enthaltene Eiweiß Kasein nicht mehr länger wasserlöslich ist. Das führt dazu, dass sich einerseits eine dickere Masse, der Quark, bildet, andererseits Molke, deren Hauptbestandteil Wasser ist, absetzt. Molke und Quark werden bei der industriellen Herstellung anschließend durch Zentrifugieren voneinander getrennt. Die Fettstufen des Quark ergeben sich durch die Beimischung von Rahm.

Quark und seine Inhaltsstoffe

Das, was den Quark so gesund macht, ist die gelungene Kombination zahlreicher wertvoller Nährstoffe, zu denen unter anderem hochwertige Eiweiße, Mineralstoffe und Vitamine, aber auch Milchsäure und Milchzucker zählen. Wahrscheinlich liegt die positive Wirkung des Quarks auf das Wohlbefinden in genau dieser Mischung – einzeln aufgenommen sind die Inhaltsstoffe zwar auch gesund, die Kombination aller Substanzen ist vermutlich jedoch viel gesundheitsfördernder.

Neben den unten aufgelisteten Inhaltsstoffen enthält Quark Kalium, Natrium, Eisen und Fluor und noch weitere Mineralstoffe und Vitamine (zum Beispiel die Vitamine B_1 und D).

Nährstoffe im Quark

Nährstoff	Magerquark	Speisequark (20 % Fett i. Tr.)
	je 100 g	je 100 g
Eiweiß	12,2 g	10,7 g
Fett	0,2 g	4,4 g
Kohlenhydrate	4,0 g	3,6 g
Kalzium	120 mg	120 mg
Vitamin A	–	0,05 mg
Vitamin B_2	0,3 mg	0,29 mg
Vitamin B_{12}	0,001 mg	0,001 mg

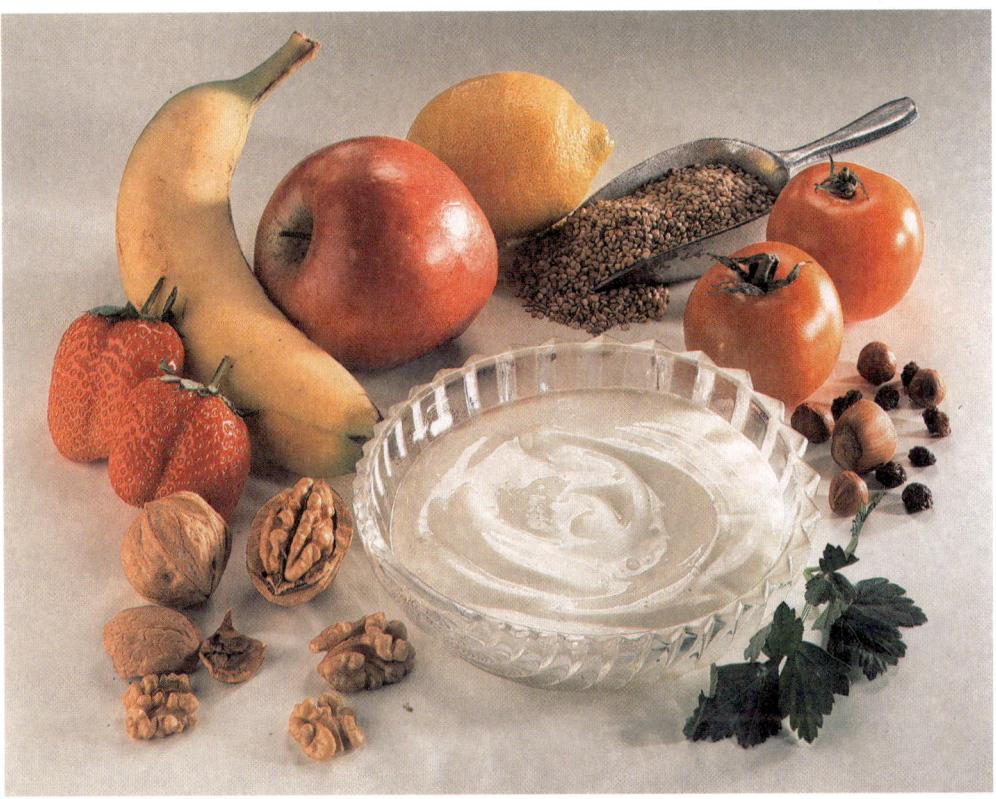

Quark kann sowohl mit Obst als auch mit Gemüse vermischt werden

Die positiven Eigenschaften der Quarkinhaltsstoffe

Besonders reich ist Quark an dem Mineralstoff Kalzium, der wichtig für den Aufbau von Knochensubstanz und Zähnen ist. Die Kombination mit dem im Quark enthaltenen Vitamin D trägt dazu bei, dass das Kalzium vom Organismus aufgenommen wird (ohne Vitamin D kann Kalzium nicht verwertet werden). Sehr günstig wirkt sich auch das Kalium-Natrium-Verhältnis im Quark auf die Gesundheit aus. Quark enthält nämlich etwa dreimal mehr Kalium als Natrium. Kalium und Natrium sind natürliche Gegenspieler unter den Mineralstoffen: Während Kalium die Körperzellen entwässert, sodass Stoffwechselabbauprodukte ausgeschieden werden, bindet Natrium Wasser in den Zellen. Die meisten von uns nehmen über das Kochsalz (Natriumchlorid) zu viel Natrium und im Vergleich dazu zu wenig Kalium auf. Quark kann einiges dazu beitragen, um diese Bilanz zu verbessern, was dazu führt, dass die Zellen ihre Funktion besser erfüllen können.

Auch die Quarkinhaltsstoffe Milchzucker und Milchsäure tragen zur Gesunderhaltung des Organismus bei: Sie sorgen für eine bessere Verdauung und für ein saures Darmmilieu, das notwendig ist, um krank machende Keime abzutöten. Durch die Beschleunigung des Stuhltransports können diese beiden Substanzen sogar helfen, Krebs vorzubeugen: Schadstoffe aus dem Stuhl können auf diese Weise nicht mehr so lange auf die Darmwand einwirken, sodass die Gefahr gesenkt wird, dass Zellen entarten.

Wer jedoch unter einer Milchzuckerunverträglichkeit (Laktoseintoleranz) leidet, sollte auf Quark besser verzichten. Der Anteil von Milchzucker im Quark liegt nämlich bei etwa drei Prozent – das kann den Betroffenen große Probleme bereiten.

Ausgesprochen positiv ist auch, dass das im Quark enthaltene Eiweiß (hauptsächlich Kasein und Albumin) alle essenziellen Aminosäuren beinhaltet. Aminosäuren sind die Bausteine der Eiweiße; die essenziellen Aminosäuren werden vom menschlichen Organismus dringend benötigt, um körpereigene Eiweiße zu produzieren, er kann sie – im Gegensatz zu nicht essenziellen Aminosäuren – nicht selbst herstellen, weshalb sie mit der Nahrung aufgenommen werden müssen.

Quark ist zudem ein hervorragender Lieferant für die Vitamine der B-Gruppe, die unser Körper unter anderem zur Energiegewinnung und zahlreiche weitere Stoffwechselvorgänge sowie zur Blutbildung benötigt. Die B-Vitamine haben außerdem

sehr positive Auswirkungen auf die Haut. Daneben ist der Vitamin-A-Gehalt des Quarks nennenswert. Vitamin A wird unter anderem von Haut und Schleimhäuten und für das Sehen im Dunkeln benötigt.

Nicht zuletzt enthält Quark auch eine gewisse Menge Fett – die mageren Sorten jedoch nur geringe Mengen. Fett aus der Nahrung ist in der letzten Zeit ein wenig in Verruf gekommen, da es bei vielen Menschen maßgeblich an der Entstehung von Übergewicht beteiligt ist. Eine gewisse Menge an Fett müssen wir aber mit der Nahrung aufnehmen. Wir brauchen es zum Beispiel, damit unser Körper mit den fettlöslichen Vitaminen etwas anfangen kann – und im Quark sind ja die fettlöslichen Vitamine A und D enthalten.

tipp Im Handel ist mittlerweile auch schon so genannter probiotischer Quark erhältlich. Dieser enthält Milchsäurebakterien, die die Passage durch die im Magen befindliche Säure relativ unbeschadet bestehen, sich im Darm ansiedeln und dort vermehren können. Diese Bakterien stimulieren das Immunsystem und verdrängen krank machende Keime; sie beugen somit Erkrankungen vor.

Kleine Quarkgeschichte

Quark gehört – genau wie Joghurt – wahrscheinlich zu den ältesten Nahrungsmitteln der Welt. Es ist wahrscheinlich, dass zur Zeit, als die Menschen die ersten Wildtiere zu Haustieren machten, auch der Quark „erfunden" wurde, obwohl erfinden wohl nicht ganz die richtige Bezeichnung ist, denn vermutlich wurde der erste Quark ganz zufällig „hergestellt". Einer unserer Vorfahren hatte wahrscheinlich eine Schale mit Milch irgendwo stehen lassen, woraufhin diese unter Einfluss von mesophilen Keimen, die in der Rohmilch (aber nicht in unserer pasteurisierten oder sterilisierten Milch) vorkommen, sauer und dick wurde. Irgendjemand kam dann wohl auf die Idee, die dicke Milch auszupressen – der übrig gebliebene Brei war der Vorläufer unseres Quarks.

Auch im alten Ägypten war die Quarkherstellung – so weit man weiß – bekannt. Man fand nämlich spezielle Krüge, die einerseits zur Milchaufbewahrung, andererseits auch zur Herstellung von Quark verwendet werden konnten.

Auch die Germanen kannten die Quarkherstellung – das geht zumindest aus den Aufzeichnungen des römischen Geschichtsschreibers Tacitus hervor, der den Quark als „lac concretum", als Milch zum Anfassen, bezeichnete. Auch für zahlreiche andere Völker, unter anderem die alten Griechen, die Völker Süd- und Ostasiens sowie verschiedene Volksstämme Afrikas, war die Herstellung von Quark kein Geheimnis. In unseren Breiten stellten die Bauern bis ins 20. Jahrhundert hinein ihren Quark aus Rohmilch selbst her. Auch heute ist es problemlos möglich, Quark selbst zu produzieren – auch, wenn die im Handel erhältlichen Quarkzubereitungen sicherlich ebenfalls gut schmecken. Allerdings weiß man bei im Handel erhältlichem Quark nie, ob er nicht vielleicht doch mit Hilfe von gentechnisch hergestelltem Labenzym hergestellt wurde. Dafür besteht nämlich keine Deklarationspflicht.

Verschiedene Quarksorten

Im Handel ist eine Vielzahl von Quarksorten erhältlich. Quark fällt im Übrigen lebensmittelrechtlich unter die Bezeichnung Frischkäse – schließlich handelt es bei Quark ja auch um einen „frischen Käse", der nicht mehr länger reifen muss, bevor er verzehrt werden kann.

Neben den üblichen Quarks (siehe Übersicht auf der folgenden Seite) gibt es auch zahlreiche Fruchtquarks. Selbst wenn Sie diese gerne mögen, bereiten Sie doch besser Ihren eigenen Fruchtquark aus Obst und frischen (eventuell pürierten) Früchten zu. Der Grund: Vielfach enthält handelsüblicher Fruchquark statt frischen Früchten nur künstliche Fruchtaromen. Wenn Sie zusätzliche Vitamine (neben den im Quark enthaltenen) zu sich nehmen wollen, sind Sie mit einer Mischung aus Quark und frischen Früchten sowieso besser bedient.

Quarksorten im Überblick

Magerquark (Quark, Magerstufe)	Magerquark ist die kalorienärmste Quarksorte; pro 100 Gramm enthält er nur 293 Kilojoule (70 Kilokalorien) und 0,2 Gramm Fett, dafür aber zwölf Gramm wertvolles Eiweiß.
Speisequark (20 % Fett i. Tr.)	Der „Zwanzigprozentige" beinhaltet pro 100 Gramm 4185 Kilojoule (100 Kilokalorien), zehn Gramm Eiweiß und vier Gramm Fett.
Speisequark (40 % Fett i. Tr.)	40-prozentiger Speisequark ist mit 602 Kilojoule (144 Kilokalorien) pro 100 Gramm vergleichsweise kalorienreich, schmeckt dafür aber sahniger. Er enthält zehn Gramm Fett (nichts für Low-fat-Freunde!) je 100 Gramm und neun Gramm Eiweiß.
Sahnequark (50 % Fett i. Tr.)	Sahnequark ist die kalorien- und fettreichste der Quarksorten – Sie sollten nur darauf zurückgreifen, wenn es ein Rezept unbedingt verlangt.

Alles Quark? Quarkherstellung leicht gemacht

Vielleicht möchten Sie ja einmal Ihren eigenen Quark herstellen, nur um zu sehen, wie selbst gemachter Quark schmeckt? Vielleicht ziehen Sie es aber auch vor, möglichst viele Ihrer Nahrungsmittel selbst zu produzieren, weil Sie dann wissen, welche Substanzen diese enthalten? Wie auch immer: Es ist gar nicht so schwer, Quark selbst zu machen.

Sie können es einerseits machen wie unsere Vorfahren und Rohmilch (aus dem Bioladen oder direkt vom Bauern) zur Herstellung Ihres Quarks verwenden. Das hat den Vorteil, dass Sie zur Quarkherstellung weder Säuerungskulturen noch Labenzym

benötigen. Der Nachteil liegt darin, dass die Rohmilch, wenn sie nicht abgekocht wurde, neben den Säuerungskulturen Krankheitserreger enthalten kann, die unter Umständen schwere Erkrankungen (vor allem bei Kindern) hervorrufen.

Quark aus Rohmilch

Wenn Sie das Risiko eingehen und auf diese Weise Quark produzieren wollen, dann brauchen Sie die Milch nur in eine Schüssel aus Porzellan zu geben, diese zugedeckt bei Raumtemperaturen etwa 48 Stunden stehen lassen und anschließend die nun dicker gewordene Milch 30 Minuten lang auf 35 Grad Celsius erhitzen, indem Sie sie auf eine warme Herdplatte stellen. Sie müssen aber gut darauf achten, dass die Temperatur der Milch nicht höher steigt. Dann ist Ihr Quark schon fast fertig – Sie müssen den Inhalt nur noch in ein Tuch (am besten aus Mull) geben, das Tuch über einen Behälter hängen und auspressen oder abtropfen lassen. Auf diese Weise fließt die Molke (am besten gleich frisch trinken!) in den Behälter, der Quark bleibt im Tuch und kann anschließend verzehrt werden.

Quark aus H-Milch

Empfehlenswerter ist es allerdings, wenn Sie den Quark aus H-Milch herstellen. Sie enthält zwar keine Säuerungskulturen mehr, dafür können Sie aber sicher sein, dass keine gesundheitsschädlichen Keime in ihr vorkommen. Vor allem wenn Ihre Kinder den selbst gemachten Quark probieren sollen, sollten Sie auf diese Methode der Quarkzubereitung zurückgreifen.

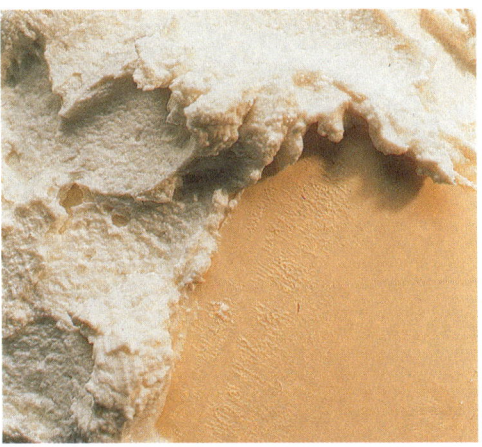

Quark mal von Nahem betrachtet

Quarkgrundrezept

Zutaten

1 l H-Milch
2 EL Sauermilch oder
1 Msp. Säuerungskulturen
$^{1}/_{2}$ Tablette Labenzym

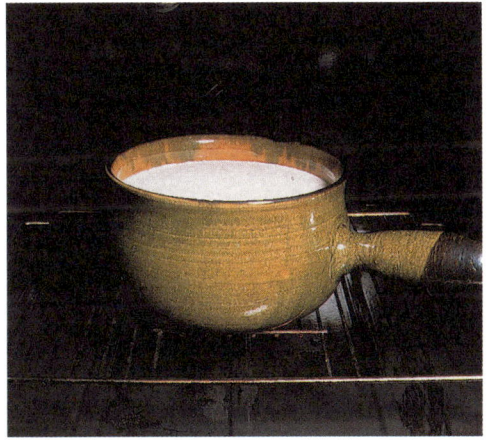

Mischung erwärmen

Zubereitung

❶ Geben Sie die Milch – sie sollte Raumtemperatur haben – in eine Schüssel und fügen Sie die Sauermilch oder die Säuerungskulturen hinzu. Erwärmen Sie die Mischung auf 28 bis 30 Grad Celsius und lassen Sie sie zugedeckt vier Stunden stehen. Achten Sie darauf, dass die Temperatur der Mischung während der gesamten Zeit gleich bleibt (das gelingt am besten, wenn Sie die Mischung in eine Quarkmaschine füllen).

❷ Lösen Sie nun die halbe Labtablette in einem Esslöffel Wasser auf und geben Sie sie zu der Mischung. Rühren Sie alles noch einmal gut um.

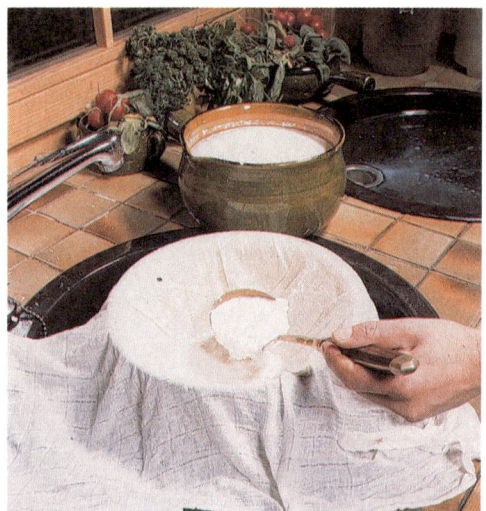

Quark in ein Mulltuch geben

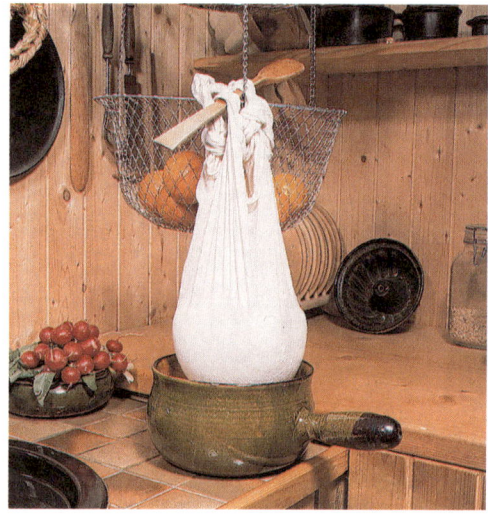

Quark abtropfen lassen

❸ Lassen Sie die Mischung wiederum bei einer gleich bleibenden Temperatur von 28 bis 30 Grad Celsius zugedeckt stehen, diesmal aber für 14 bis 16 Stunden (am besten auch in einer Quarkmaschine).

❹ Nehmen Sie ein Küchensieb und legen Sie ein Mulltuch hinein. Geben Sie dann den Quark in das Sieb, hängen es über einen Behälter und lassen Sie die Molke abtropfen. Wie lange Sie den Quark abtropfen las-

sen (von zwei bis zwölf Stunden ist alles möglich), bleibt Ihnen überlassen. Je länger er abtropft, desto fester und trockener wird seine Beschaffenheit.

tipp **Fangen Sie die bei der Quarkherstellung anfallende Molke auf und trinken Sie sie ganz frisch. Die Molke ist zu gesund, um weggeschüttet zu werden.**

Quark im Einsatz gegen körperliche Beschwerden

Kennen Sie aus Ihrer Kindheit noch Quarkwickel und Quarkauflagen zur Behandlung von Beschwerden? Wenn ja, wissen Sie, wie gut diese tun können. Zwar waren diese alten Hausmittel ein wenig in Vergessenheit geraten, doch gerade in den letzten Jahren erfahren sie eine Renaissance. Viele haben gemerkt, dass es bei harmloseren Erkrankungen zunächst oft sinnvoll sein kann, ein solches Hausmittel auszuprobieren anstatt mit Kanonen auf Spatzen zu schießen und sofort nebenwirkungsreiche Medikamente einzusetzen. Auch in der Medizin sind Quarkauflagen zumindest bei der Behandlung einer Brustdrüsenentzündung bei stillenden Müttern allgemein anerkannt.

Doch nicht nur äußerlich angewendet ist Quark der Gesundheit förderlich. Seine wertvollen Inhaltsstoffe (Eiweiße, Fette, Kohlenhydrate und Vitamine) machen ihn zu einem Nahrungsmittel, das dazu beiträgt Erkrankungen vorzubeugen.

Wenn Sie Quark zugunsten Ihrer Gesundheit einsetzen wollen, denken Sie jedoch immer daran, dass ein solches Hausmittel die ärztliche Beratung und Behandlung nicht ersetzen kann. Bei schweren Erkrankungen und hartnäckigen Beschwerden müssen Sie daher immer auch den Arzt zu Rate ziehen. Das gilt insbesondere für Erkrankungen im Kindesalter. Quark können Sie dann oft noch zusätzlich zur medizinischen Therapie einsetzen.

Quark – das Hausmittel bei Brustdrüsenentzündungen

Unter spannenden Brüsten leiden die meisten jungen Mütter, wenn die Milch in die Brüste einschießt. Das Baby ist in vielen Fällen noch nicht in der Lage, beide Brüste völlig leer zu trinken. Als Folge kann es zum unangenehmen Milchstau kommen, vor allem wenn das Baby an beiden Brüsten angelegt wird, denn dies fördert die Milchbildung und das Spannungsgefühl erhöht sich. Unter Umständen kann es im Anschluss zur Ansiedlung von Bakterien kommen, sodass sich eine fieberhafte Brustdrüsenentzündung (Mastitis) entwickelt, bei der es neben dem Spannungsgefühl zu starken Schmerzen kommen kann und die in der Regel mit Antibiotika behandelt werden muss.

Mit Quark können Sie einerseits der äußerst schmerzhaften (und auch gefährlichen) Brustentzündung vorbeugen und das unangenehme Spannungsgefühl bei einem Milchstau lindern, andererseits können Sie Quark zusätzlich zum Antibiotikum auch bei bereits bestehender Entzündung anwenden, denn die heilenden Eigenschaften von Quark sorgen dafür, dass die Schmerzen nicht zu stark werden. Selbst in Krankenhäusern werden den Frauen Quarkauflagen „verordnet", wenn sie beim Milcheinschuss ein Spannungsgefühl in der Brust verspüren. Daran kann man sehen, dass dieses „Hausmittel" sogar von der Schulmedizin als äußerst hilfreich anerkannt ist. Ein weiterer Vorteil: Es hat keine unangenehmen Nebenwirkungen.

Quarkauflage bei Brustdrüsenentzündung

Zutaten

250 g Magerquark
(andere Quarksorten tun es aber auch!)
eventuell 3–4 Trpf. Lavendelöl
1 sauberes Tuch

Durchführung

❶ Nehmen Sie den Quark aus der Packung und rühren Sie ihn in einer Schüssel noch einmal gründlich durch. Wenn Sie Lavendelöl zu Hause haben, geben Sie drei bis vier Tropfen unter den Quark und mischen Sie alles noch einmal gründlich.

❷ Tragen Sie den Quark mit den Fingern dick auf die Brüste auf – die Brustwarzen bleiben jedoch frei.

❸ Bedecken Sie die Brust nun mit einem sauberen Tuch, das Sie zuvor mit kühlem Wasser angefeuchtet haben.

❹ Lassen Sie den Quark etwa 30 Minuten beziehungsweise bis er eingetrocknet ist auf den Brüsten. Reinigen Sie die Brüste anschließend gründlich mit lauwarmem Wasser und trocknen Sie sie mit einem sauberen Handtuch ab. Diese Quarkanwendung können Sie so oft durchführen, wie Sie möchten. Bitte versuchen Sie trotz der Schmerzen auch, Ihr Kind regelmäßig aus beiden Brüsten trinken zu lassen, damit die Milch abfließt.

Quark bei Erkältungsbeschwerden

Bei Erkältungsbeschwerden können Sie mit Quarkwickeln und Auflagen lindern, auch Kindern bekommen die Quarkanwendungen in der Regel gut. Bei starken oder lang anhaltenden Beschwerden suchen Sie aber bitte den Arzt auf!

Quarkauflage bei Husten

Zutaten

250 g Quark (gleichgültig, ob Magerquark oder eine andere Quarksorte)
1 großes sauberes Tuch aus Baumwolle
1 Schal

Durchführung

❶ Geben Sie den Quark, der nicht direkt aus dem Kühlschrank kommen sollte, in eine Schüssel und rühren Sie ihn gründlich durch.

❷ Streichen Sie den Quark nun auf die Brust des Kranken, sodass sie leicht mit Quark bedeckt ist.

❸ Wickeln Sie das Baumwolltuch um die Brust und befestigen Sie es·mit dem Schal. Der Quark muss mit lauwarmem Wasser abgewaschen werden, sobald er so warm wie der Körper ist. Die Brust des Kranken bitte anschließend gründlich abtrocknen!

Quarkwickel bei Halsschmerzen

Zutaten

150 g Quark (Magerquark oder
eine andere Quarksorte)
2 Halstücher (oder andere Tücher)
aus Baumwolle
1 dicker Schal

Durchführung

❶ Rühren Sie den Quark in einer Schüssel
gründlich durch, tauchen Sie das eine Hals-
tuch in kühles Wasser und wringen es
gründlich aus.

❷ Verstreichen Sie den Quark auf einer Seite
des feuchten Halstuchs und legen Sie es um
den Hals.

❸ Bedecken Sie das feuchte mit dem
trockenen Tuch und wickeln Sie den Schal
um die beiden Tücher. Der Wickel darf
ruhig über Nacht um den Hals bleiben, am
nächsten Morgen reinigen Sie Ihren Hals
gründlich mit warmem Wasser und trocknen ihn gut ab.

tipp   Auch bei einer Mandel-
entzündung leistet dieser
Quarkwickel gute Dienste zur Linderung der Schmerzen. Allerdings müssen Sie
bei einer solchen Erkrankung selbstverständlich auch die vom Arzt verordneten
Medikamente einnehmen, um wieder völlig
gesund zu werden.

Quark für die Gelenke

Eine Entzündung der Gelenke (Arthritis)
ist äußerst schmerzhaft. Eine solche Erkrankung bedarf in jedem Fall ärztlicher
Behandlung, bei akuten Beschwerden können Sie aber zur Linderung der Schmerzen
zusätzlich Quark einsetzen.

Kalter Quarkwickel bei akuter Gelenkentzündung

Zutaten

200 g kalter Quark
2 Baumwolltücher

Durchführung

❶ Streichen Sie den kalten Quark auf das ent-
zündete Gelenk, befeuchten Sie das eine
der beiden Baumwolltücher mit kaltem
Wasser und wringen Sie es aus.

❷ Wickeln Sie das feuchte Baumwolltuch um
die Quarkauflage und binden Sie es mit
dem zweiten, trockenen Baumwolltuch
fest. Lassen Sie den Quarkwickel so lange
auf dem Gelenk, bis er Körpertemperatur
erreicht hat, dann entfernen Sie ihn und
spülen den restlichen Quark mit kühlem
Wasser ab. Bitte achten Sie darauf, dass der
Wickel das Gelenk wirklich gut kühlt – nehmen Sie ihn daher sofort ab, wenn er er-
wärmt ist. Wärme ist bei einer akuten Gelenkentzündung nämlich Gift.

Mit Quark gegen Hämorrhoiden

Unter Hämorrhoiden versteht man erweiterte Blutgefäße im Enddarm, die auch nach außen vorfallen können. Hämorrhoiden machen sich durch Juckreiz, durch Blutauflagen auf dem Stuhl sowie durch schmerzhafte Entzündungen bemerkbar. Im späten Stadium können die Blutgefäße sozusagen aus dem Darm „rutschen"; in diesem Fall ist der Verschluss der Afteröffnung nicht mehr gewährleistet. In leichten Fällen von Hämorrhoiden kann Quark eine Linderung der Beschwerden bewirken. Dennoch sollten Sie bei Verdacht auf Hämorrhoiden unbedingt auch den Arzt aufsuchen, damit der Zustand der Blutgefäße kontrolliert wird und eventuell andere Behandlungsverfahren zum Einsatz kommen.

Quarkauflage bei Hämorrhoiden

Zutaten

50 g gut gekühlter Quark
1 Slipeinlage

Durchführung

❶ Verrühren Sie den Quark gründlich und tragen Sie ihn auf den After auf.

❷ Legen Sie die Slipeinlage in Ihre Unterhose, sodass diese nicht verschmutzt und lassen Sie den Quark 30 Minuten einwirken. Spülen Sie den Quark gründlich mit kühlem Wasser ab. Die Quarkauflage können Sie wiederholen, sooft Sie wollen.

Schnelle Hilfe bei Insektenstichen

Vor allem im Sommer besteht die Gefahr, dass man von einer Biene oder einer Wespe gestochen wird. Das kann äußerst schmerzhaft sein, oft schwillt die Einstichstelle zudem an. Falls Sie nicht unter einer Allergie gegen Insektenstiche leiden oder das Insekt Sie im Mund oder im Genitalbereich gestochen hat (alles Fälle für den Arzt!), können Sie die Entzündungszeichen, vor allem die Schmerzen mit Quark lindern. Tragen Sie einfach gut gekühlten Quark auf die Einstichstelle auf und entfernen Sie ihn spätestens, wenn er eingetrocknet ist.

Vor der Quarkanwendung müssen Sie noch den in der Haut steckenden Stachel entfernen. Bei Bienenstichen müssen Sie dabei aber vorsichtig sein, denn meistens befindet sich noch die Giftblase am Stachel.

Essig-Quark-Auflage

Zutaten

1 EL kalter Quark
1 TL kühler Apfelessig
1 Pflaster oder besser 1 Mullbinde

Durchführung

❶ Verrühren Sie den Quark mit dem Apfelessig. Streichen Sie die Mischung auf die Einstichstelle und decken sie alles mit dem Pflaster oder der Mullbinde ab.

❷ Ist der Quark eingetrocknet, entfernen Sie ihn mit kaltem Wasser.

Dem Knochenschwund keine Chance

Quark ist ein äußerst kalziumreiches Nahrungsmittel. Wer täglich Quark verzehrt, trägt einiges dazu bei, seinen Kalziumbedarf (circa 800 Milligramm pro Tag, Kinder, Schwangere und Stillende sowie ältere Menschen brauchen bis zu 1,5 Gramm) zu decken – 200 Gramm Quark enthalten immerhin schon 240 Milligramm Kalzium.

Kalzium ist ein wichtiger Bestandteil der Knochen. Nehmen Sie zu wenig davon mit der Nahrung zu sich, entzieht der Organismus den Knochen Kalzium, was vor allem im Alter einen Verlust an Knochensubstanz zur Folge haben kann. Die Knochen werden brüchig und instabil. Bei einem starken Verlust an Knochensubstanz (Knochenschwund oder Osteoporose) kommt es rascher zu gefährlichen Knochenbrüchen, die unter Umständen Pflegebedürftigkeit nach sich ziehen. Nehmen Sie daher täglich eine Quarkmahlzeit zu sich, um der Osteoporose vorzubeugen.

tipp Es gibt so viele leckere Quarkrezepte, dass Sie sicher kein Problem haben dürften, Ihren täglichen Speisezettel um eine Quarkmahlzeit zu erweitern. Probieren Sie doch einfach mal Früchtequark oder verwenden Sie Quark häufiger einmal als Brotaufstrich.

Schön mit Quark – die besten Quarkrezepte für die Haut

Ihrer Haut tun Sie einen großen Gefallen, wenn Sie öfter einmal Quark essen. Quark enthält nämlich größere Mengen an Vitamin A und verschiedenen B-Vitaminen, die positiv auf das Aussehen und die Beschaffenheit der Haut wirken. Selbstverständlich können Sie Quark auch äußerlich bei Hautproblemen anwenden – da er entzündungshemmend wirkt, ist er vor allem bei unreiner Haut sehr zu empfehlen.

Quarkmaske
(für unreine Haut und bei Akne)

Zutat

100 g Magerquark

Durchführung

❶ Rühren Sie den Quark gründlich um und tragen Sie ihn dann in einer dünnen Schicht auf die Gesichtshaut auf. Sparen Sie dabei die empfindliche Augenpartie aus.

❷ Lassen Sie die Maske 15 bis 30 Minuten lang einwirken. Dann waschen Sie den Quark gründlich mit lauwarmem Wasser ab. Die Haut wird durch den Quark geschmeidig; zudem reinigt er sie von abgestorbenen Hautzellen und Fett.

Quark-Honig-Maske
(für normale Haut)

Zutaten

4 EL Quark (20 % Fett i. Tr.)
2 EL dünnflüssiger Honig

Durchführung

❶ Verrühren Sie den Quark mit dem Honig, den Sie zuvor durch leichtes Erhitzen noch dünnflüssiger gemacht haben.

❷ Tragen Sie die Maske auf das Gesicht auf (Augenpartie aussparen!) und lassen Sie sie 15 Minuten lang einwirken. Reinigen Sie Ihr Gesicht anschließend gründlich mit lauwarmem Wasser.

Diese Maske reinigt die Haut nicht nur, sie spendet ihr Feuchtigkeit und fördert auch die Durchblutung.

Quark-Essig-Maske
(für unreine Haut)

Zutaten

100 g Magerquark
1 TL Apfelessig

Durchführung

❶ Verrühren Sie den Quark mit dem Apfelessig, bis Sie eine geschmeidige Masse haben.

❷ Tragen Sie die Maske dünn auf die Gesichtshaut auf (Augenpartie aussparen) und lassen Sie sie zehn Minuten einwirken. Reinigen Sie Ihr Gesicht anschließend gründlich mit lauwarmen Wasser.

Abnehmen mit Quark – bedingt möglich

Wenn Sie sich von diesem Abschnitt erhoffen, dass Sie eine Quarkkur finden, mit der Sie innerhalb von sieben Tagen sieben Kilo abnehmen, werden Sie leider enttäuscht sein. Quark ist zwar ein kalorienarmes Nahrungsmittel (Magerquark enthält pro 100 Gramm nur 293 Kilojoule (70 Kilokalorien)) und enthält dennoch viele hochwertige Inhaltsstoffe, doch sollten Sie sich keinesfalls mehrere Tage lang einzig und allein von Quark ernähren – Ihr Körper braucht schließlich noch andere Nährstoffe, die im Quark nicht vorkommen. Sie können den kalorienarmen Magerquark in Ihre Ernährung aber hervorragend einbauen, wenn Sie abnehmen möchten. Nehmen Sie zum Frühstück ein Müsli zu sich, das Sie mit Quark zubereiten (Zucker oder Honig lassen Sie bitte weg!) oder essen Sie zwischendurch häufiger einmal ein wenig Quark mit Früchten statt auf kalorienreiche Snacks zurückzugreifen. Als kalorienarme Hauptmahlzeit bieten sich unter anderem Pellkartoffeln mit Quark an. Auf diese Weise wird es Ihnen sicher gelingen, weniger Kalorien zu sich zu nehmen als Ihr Körper verbraucht (natürlich nur, wenn die anderen Mahlzeiten nicht zu kalorienreich sind) – und das ist die Voraussetzung für eine Gewichtsabnahme. Quark mit 40 % Fett i. Tr. oder Sahnequark sollten Sie zum Abnehmen aber nicht einsetzen – beide Sorten enthalten mehr als doppelt so viele Kalorien wie Magerquark!

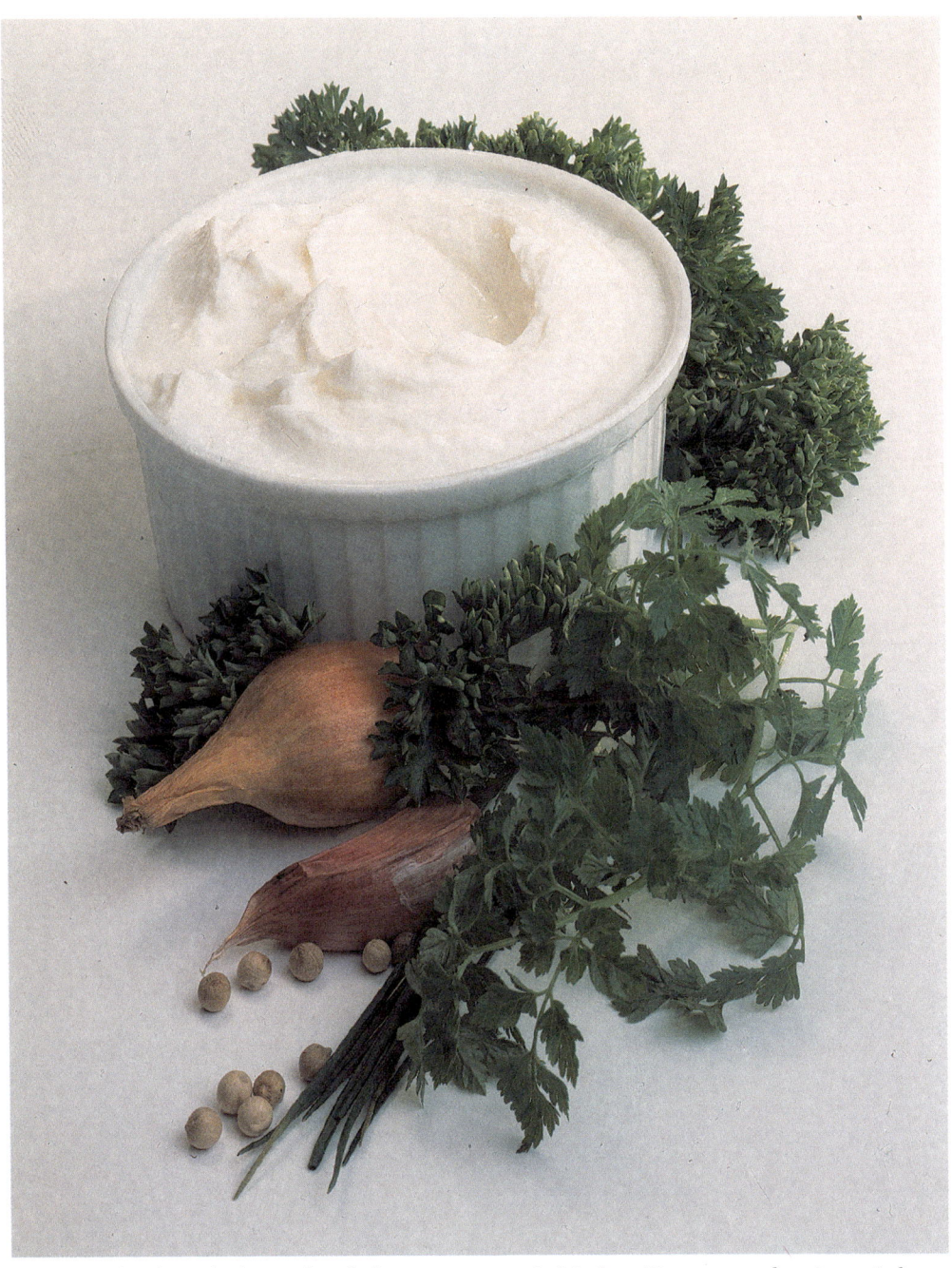

Quark schmeckt besonders lecker, wenn er mit frischen Kräutern zubereitet wird

Leckere Quarkrezepte

Die folgenden Rezepte mit Quark schmecken nicht nur hervorragend, sie sind auch kalorienarm und helfen Ihnen, wenn Sie Gewicht verlieren wollen. Manche davon eignen sich als Zwischenmahlzeit andere als leichte Hauptmahlzeit – sie sättigen und lassen den Hunger nicht aufkommen.

Paprikaschoten mit Knoblauchquark

Zubereitungszeit
circa 20 Minuten

Zutaten für 2 Portionen
$^1/_2$ Zwiebel
1 Knoblauchzehe
$^1/_2$ Salatgurke
1 EL gemischte Kräuter
(Petersilie, Dill und Schnittlauch)
250 g Magerquark
etwas Salz
etwas schwarzer Pfeffer
1 rote Paprikaschote

Zubereitung
❶ Die Zwiebel und die Knoblauchzehe schälen und fein hacken. Die Salatgurke waschen und klein würfeln.

❷ Zwiebel, Knoblauch und Gurke sowie die Hälfte der gewaschenen und gehackten Kräuter mit dem Quark verrühren und mit Salz und etwas schwarzem Pfeffer würzen.

❸ Die Paprikaschote waschen, halbieren, putzen und die Kerne entfernen. Jeweils die Hälfte des Quarks in eine Hälfte der Paprikaschote füllen und mit den restlichen Kräutern bestreuen.

Nährwert
circa 460 kJ (110 kcal) pro Portion

Gefüllte Paprikaschoten

Zubereitungszeit
circa 40 Minuten

Zutaten für 4 Personen
4 große rote Paprikaschoten
Salz
750 g Magerquark
200 ml süße Sahne
Kräutersalz
Pfeffer
2 EL Mehl
150 g Mais
150 g Erbsen
100 g Emmentaler, gerieben
2 mittelgroße Tomaten
2 EL Petersilie, gehackt

Zubereitung
❶ Die Paprikaschoten waschen und das Stielende abschneiden, sodass ein Deckel entsteht. Anschließend die Kerne sorgfältig entfernen.

❷ Einen Topf mit circa 250 Milliliter Salzwasser füllen und aufkochen lassen. Die Paprikaschoten mit den Deckeln hineinsetzen. Etwa fünf bis zehn Minuten andünsten.

❸ Quark, Sahne und Gewürze mit dem Mixer vermengen. Anschließend das Mehl, den Mais, die Erbsen und die Hälfte des Emmentalers untermischen. Tomaten von den Stielansätzen befreien, mit kochendem Wasser überbrühen, mit kalten Wasser abschrecken, enthäuten und in kleine Stücke schneiden. Zusammen mit der Petersilie zur Quarkmasse geben.

❹ Die Paprikaschoten in eine feuerfeste, eingefettete Form geben und die Quarkfüllung in die Schoten geben. Den restlichen Käse darauf verteilen. Backofen auf 200 Grad Celsius vorheizen.

❺ Die Paprikaschoten etwa zehn Minuten überbacken. Die Deckel der Paprikaschoten erst hinzufügen, wenn der Käse zerlaufen ist.

Nährwert

circa 1680 kJ (400 kcal) pro Portion

t i p p   Für Fleischfreunde kann die Füllung mit 200 Gramm Hackfleisch angereichert werden.

Quarkkartoffeln mit Rosinen und Apfelmus

Zubereitungszeit

circa 45 Minuten

Zutaten für 4 Portionen

500 g Kartoffeln
500 g Magerquark
50 g Mehl
50 g Zucker
50 g Rosinen
2 Eier
abgeriebene Schale von 1 unbehandelten Zitrone
Salz
Zucker
Zimt
Sonnenblumenöl
200 g Apfelmus

Zubereitung

❶ Kartoffeln mit der Schale kochen, abpellen, zerdrücken und Kartoffelbrei abkühlen lassen.

❷ Den Quark durch ein Sieb streichen, zusammen mit Kartoffeln, Mehl, Zucker, Rosinen, Eiern, Zitronenschale, Salz, Zucker und Zimt zu einem Teig verarbeiten.

❸ Aus dem Teig flache Plätzchen von etwa zehn Zentimeter Durchmesser formen und in einer Pfanne im Öl goldbraun braten.

❹ Zusammen mit Apfelmus servieren.

Nährwert

circa 2100 kJ (500 kcal) pro Portion

Quark-Aprikosen-Lasagne

Zubereitungszeit

circa 90 Minuten

Zutaten für 4 Portionen

2 Dosen (je 850 ml) Aprikosen
125 g Butter
125 g Zucker
2 Eier
2 EL Zitronensaft
500 g Magerquark
1 Päckchen Vanillepuddingpulver
etwas Butter für die Form
10 Lasagneplatten
(ohne Vorkochen)
30 g Mandelblättchen

Zubereitung

❶ Aprikosen in ein Sieb geben und über einer Schüssel abtropfen lassen, um den Saft aufzufangen.

❷ Butter und Zucker mit dem Mixer schaumig rühren.

❸ Drei Esslöffel von dem aufgefangenen Aprikosensaft und den Zitronensaft hinzufügen und das Ganze noch einmal schaumig rühren.

❹ Den Quark und das Puddingpulver unter die Mischung rühren. Eine feuerfeste Form einfetten und den Backofen auf 170 Grad Celsius vorheizen.

❺ Ein wenig von der Quarkmischung in die Auflaufform geben und mit drei Lasagneplatten bedecken.

❻ Die Hälfte der Aprikosen und ein Drittel des Quarks auf die Lasagneplatten geben und gut verteilen.

❼ Das Ganze mit drei weiteren Lasagneplatten bedecken.

❽ Dann die restlichen Aprikosen und die Hälfte des übrig gebliebenen Quarks darauf verteilen.

❾ Das Ganze mit den übrigen Lasagneplatten bedecken und den restlichen Quark darauf verstreichen.

❿ Mit den Mandelblättchen bestreuen und die Lasagne circa 60 Minuten lang bei 170 Grad Celsius backen.

Nährwert

circa 2520 kJ (600 kcal) pro Portion

Quark-Kartoffel-Auflauf

Zubereitungszeit

circa 80 Minuten

Zutaten für 4 Portionen

750 g Kartoffeln
2 Stangen Lauch
1 Ei
150 ml Wasser
250 g Magerquark
150 g Naturjoghurt
Salz, schwarzer Pfeffer
1 TL Majoran
1 TL Thymian
150 g Parmesan, gerieben

Zubereitung

❶ Kartoffeln mit der Schale kochen. Anschließend mit kaltem Wasser abschrecken, abpellen und in Scheiben schneiden. Die Kartoffelscheiben in einer Auflaufform verteilen.

❷ Den Lauch waschen, putzen und in schmale Ringe (circa 0,5 Zentimeter) schneiden.

❸ Das Ei mit dem Wasser, Quark, Joghurt, Salz Pfeffer und den Kräutern gut vermischen.

❹ Den Lauch zu der Mischung geben und diese über den Kartoffeln verteilen.

❺ Den Käse über den Auflauf streuen und bei 180 Grad Celsius im Backofen etwa 40 Minuten backen, bis der Auflauf goldbraun aussieht.

Nährwert

circa 1365 kJ (325 kcal) pro Portion

Schinkenquarkhörnchen

Zubereitungszeit

circa 40 Minuten,
zuzüglich 60 Minuten Kühlzeit

Zutaten für circa 6 Stück

Für den Teig
250 Magerquark
250 g Mehl
250 g Butter
1 EL Essig
1 Prise Salz
1 Ei

Für die Füllung
200 g gekochter Schinken
50 g durchwachsener Speck
1 Zwiebel
2 EL Petersilie, gehackt
etwas Butter
2 EL süßer Rahm

Zubereitung

❶ Quark, Mehl, Butter, Essig und Salz zu einem Teig vermengen und 60 Minuten kalt stellen.

❷ In der Zwischenzeit den Schinken und den Speck in kleine Würfel schneiden. Die Zwiebel schälen und fein hacken und mit dem Schinken und dem Speck mit etwas Butter in einer Pfanne andünsten. Das Ganze vom Herd nehmen und mit dem Rahm vermischen.

❸ Den Teig ausrollen und in sechs Dreiecke schneiden. Die Füllung gleichmäßig auf den Teigdreiecken verteilen, die Teigdreiecke zusammenrollen und die Hörnchen mit dem Ei bestreichen.

❹ Die Hörnchen in den Backofen geben und bei 225 Grad Celsius etwa 20 Minuten lang backen.

Nährwert

circa 2310 kJ (550 kcal) pro Stück

Kräuterquark

circa 15 Minuten

250 g Magerquark
2 EL Milch
3 EL gemischte Kräuter, gehackt
(Schnittlauch, Petersilie, Dill)
1 Prise Salz
etwas schwarzer Pfeffer
1 Knoblauchzehe

❶ Den Quark gut mit der Milch, den Kräutern, dem Salz und dem Pfeffer verrühren.

❷ Die Knoblauchzehe schälen und durch eine Presse zum Kräuterquark hinzugeben. Kräuterquark nach Geschmack durchziehen lassen und entweder so verzehren oder als Brotaufstrich verwenden.

circa 380 kJ (90 kcal) pro Portion

Radieschenquark

circa 10 Minuten

1 Bund Radieschen
250 Magerquark
2 EL Milch
etwas Salz
etwas weißer Pfeffer

❶ Die Radieschen waschen, säubern und klein raspeln.

❷ Die geraspelten Radieschen mit dem Quark und der Milch gründlich verrühren.

❸ Den Radieschenquark mit dem Salz und dem Pfeffer würzen. Der Quark eignet sich hervorragend als kalorienarmer, eiweißreicher Brotaufstrich oder als Dip für Gemüse wie Paprika.

circa 355 kJ (85 kcal) pro Portion

Knoblauchquark

circa 15 Minuten

1 Zwiebel
2 Knoblauchzehen
$1/2$ Salatgurke
250 g Quark
100 g Naturjoghurt
4 EL Milch
etwas Salz
etwas schwarzer Pfeffer

❶ Die Zwiebel schälen und sehr fein hacken.

❷ Die Knoblauchzehen schälen und sehr fein hacken.

Leckere Quarkbrotaufstriche (rechte Seite)

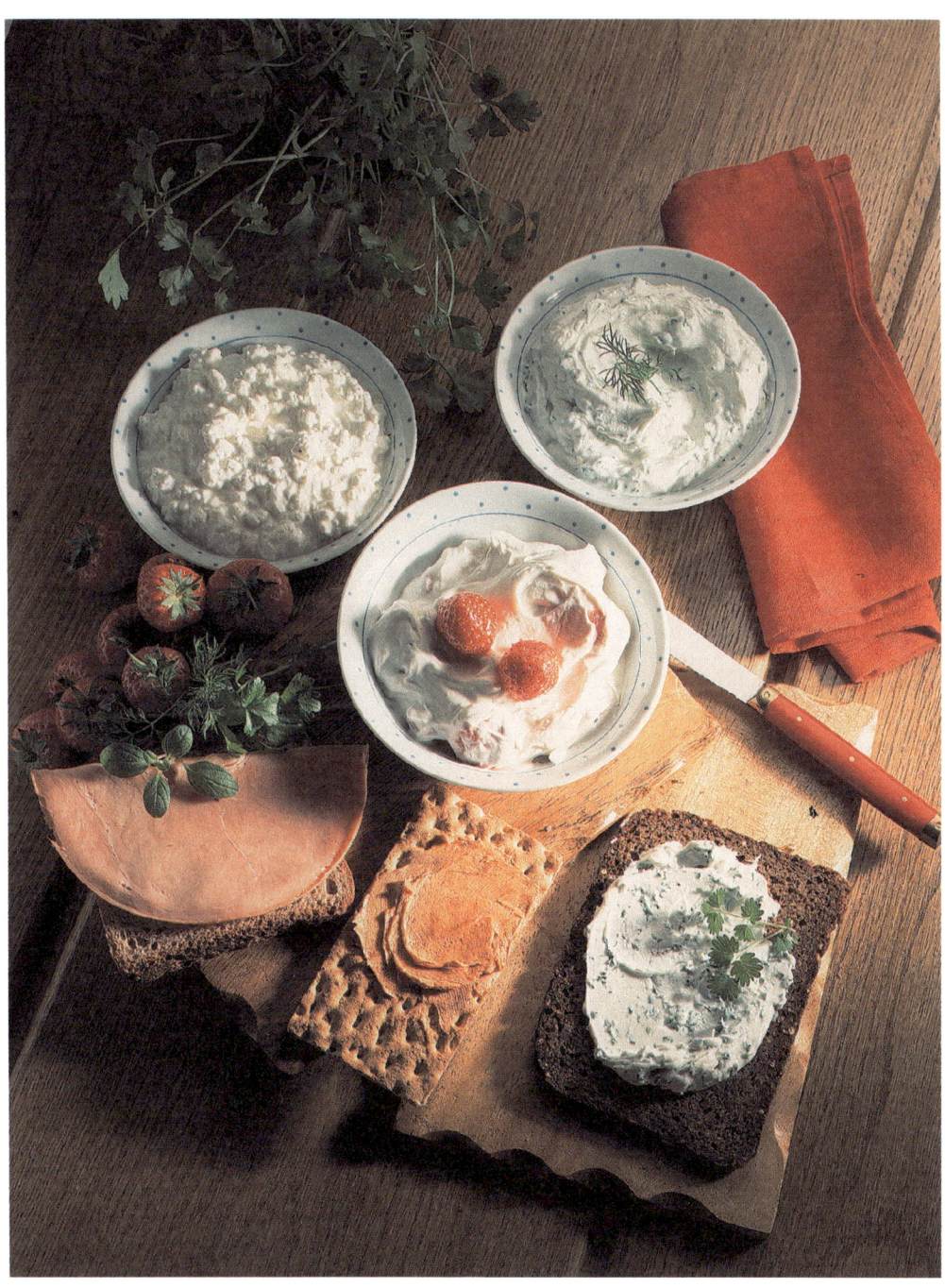

❸ Die Salatgurke schälen und fein raspeln. Die Raspel in eine Schüssel geben, fünf Minuten warten, bis sich das Gurkenwasser abgesetzt hat. Dann das Gurkenwasser abgießen.

❹ Zwiebel, Knoblauch und Gurke gründlich mit dem Quark, dem Joghurt und der Milch verrühren. Den Knoblauchquark mit Salz und Pfeffer würzen und noch ein wenig durchziehen lassen.

Nährwert

circa 420 kJ (100 kcal) pro Portion

Erdbeer-Bananen-Quark

Zubereitungszeit

circa 10 Minuten

Zutaten für 2 Portionen

250 g Erdbeeren
1 Banane
1 1/2 EL Zucker
Saft von 1/2 Zitrone
250 g Magerquark

Zubereitung

❶ Die Erdbeeren waschen, säubern und im Mixer pürieren.

❷ Die Banane schälen und ebenfalls pürieren.

❸ Den Zucker, den Zitronensaft und den Quark dazugeben und alles gut miteinander verrühren. Kalt servieren.

Nährwert

circa 630 kJ (150 kcal) pro Portion

Bananenquark mit Schokolade

Zubereitungszeit

circa 15 Minuten

Zutaten für 2 Portionen

2 Bananen
30 g Schokolade
250 g Magerquark
3 EL Milch
1 EL Zucker

Zubereitung

❶ Die Bananen schälen und in dünne Scheiben schneiden.

❷ Die Schokolade raspeln und mit den Bananenscheiben mischen. Einen Teelöffel Schokoraspel für die Garnitur aufbewahren.

❸ Den Quark mit der Milch und dem Zucker vermengen und mit den Bananenscheiben und Schokoraspel vermischen.

❹ Den Quark auf zwei Schälchen verteilen und die übrig gebliebenen Schokoraspel darüber streuen.

Nährwert

circa 1470 kJ (350 kcal) pro Portion

Orangen-Quark-Joghurt

Zubereitungszeit
circa 10 Minuten

Zutaten für 4 Portionen
300 g Naturjoghurt
100 ml süße Sahne
250 g Magerquark
2 EL Honig
2 Orangen
2 EL Walnüsse, gehackt

Zubereitung

❶ Den Joghurt mit dem Quark und der Sahne vermischen und mit dem Mixer schaumig schlagen.

❷ Den Honig unter die Joghurt-Quark-Mischung rühren.

❸ Die Orangen schälen, in Spalten teilen und die Orangenfilets mit einem scharfen Messer aus den Spalten heraustrennen. Die Orangenfilets in kleine Stücke schneiden und unter die Joghurt-Quark-Mischung rühren.

❹ Die Mischung auf vier Schälchen verteilen und mit den Walnüssen garnieren.

Nährwert
Circa 1050 kJ (250 kcal) pro Portion

Deftige Quarkcreme

Zubereitungszeit
circa 15 Minuten

Zutaten für 4 Portionen
200 g gekochter, magerer Schinken
1 Bund Schnittlauch
100 ml süße Sahne
250 g Magerquark
etwas Pfeffer
etwas Salz
1 TL Petersilie, gehackt

Zubereitung

❶ Den Schinken klein würfeln. Den Schnittlauch waschen und fein hacken.

❷ Die Sahne schlagen und mit dem Quark verrühren.

❸ Schinken und Schnittlauch mit dem Quark vermischen und das Ganze mit Pfeffer und Salz würzen.

❹ Die Quarkcreme mit der Petersilie garnieren. Die Quarkcreme eignet sich ganz hervorragend als Dip für Gemüse, aber auch für Fleisch.

Nährwert
circa 1050 kJ (250 kcal) pro Portion

Bananen-Joghurt-Quark

Zubereitungszeit

circa 10 Minuten

Zutaten für 2 Portionen

1 Becher Joghurt (1,5 % Fett)

50 g süße Sahne

125 g Magerquark

1 EL Honig

1 Banane

Zubereitung

❶ Den Joghurt, die Sahne und den Quark miteinander vermischen, sodass die Mischung locker und cremig wirkt.

❷ Den Honig sorgfältig untermischen.

❸ Die Banane zerdrücken und mit der Quarkmischung verrühren.

Nährwert

circa 963 kJ (230 kcal) pro Portion

Obstsalat mit Quark und Cornflakes

Zubereitungszeit

circa 15 Minuten

Zutaten für 2 Portionen

Saft von $1/2$ Zitrone

150 g Magerquark

1 EL Honig

1 Apfel

1 Apfelsine

1 Banane

150 g Erdbeeren

20 g Cornflakes

Zubereitung

❶ Den Zitronensaft mit dem Quark und dem Honig vermischen.

❷ Das Obst in mundgerechte Stücke schneiden und unter den Quark heben. Die Mischung in zwei Schälchen geben und die Cornflakes darüber streuen.

Nährwert

circa 1 172 kJ (280 kcal) pro Portion

Kefir – wohlschmeckend und gesund

Was ist Kefir eigentlich?

Kefir – die Bezeichnung klingt für unsere Ohren immer noch exotisch, obwohl das gesunde Getränk mittlerweile in jedem Supermarkt erhältlich ist. Kefir bedeutet übersetzt „Wonnetrank" und für den, der den Geschmack von Kefir mag, ist es sicherlich eine Wonne ihn regelmäßig zu genießen – einmal ganz abgesehen davon, dass er der Gesundheit äußerst förderlich ist. Der ursprünglich aus dem Kaukasus stammende Kefir gehört wie der Joghurt zur Gruppe der Sauermilchprodukte. Allerdings sind bei der Kefirherstellung Milchsäurebakterien und Hefepilze am Werk.

Bei der Kefirherstellung wird pasteurisierter Milch, das so genannte Kefirferment, auch Kefirknolle, Kefirpilz oder Kefirkörner genannt, hinzugefügt. Dies enthält vor allem Hefepilze, aber auch Milchsäurebakterien. Während die Milchsäurebakterien den in der Milch enthaltenen Milchzucker in Milchsäure umwandeln, lösen die Hefepilze einen Gärungsprozess aus – dabei entsteht eine geringe Menge Alkohol (Fertigprodukte enthalten in der Regel weniger als 0,01 Prozent) und Kohlensäure. Die Kohlensäure sorgt dafür, dass der Kefir besonders erfrischend ist; sie ist es auch, die den Packungsdeckel beim Kefir ein wenig vorgewölbt erscheinen lässt – der Kefir ist dann also keineswegs verdorben. Im Anschluss an den Gärungsprozess wird die Kefirknolle wieder aus dem Kefir entfernt; es handelt sich dabei um einen lebendigen Organismus (genauer: um viele winzig kleine Organismen), der viele Jahre alt werden kann.

Ein kurzes Wort zum Selbermachen von Kefir

Prinzipiell ist es nicht schwierig, Kefir selbst herzustellen, allerdings benötigen Sie dafür ein Stück Kefirknolle – und die ist nicht ganz leicht zu bekommen (oder aber relativ teuer). Zudem müssen Sie sie ständig pflegen, um sie am Leben zu erhalten. Aus diesem Grund ist es sinnvoller, Kefir zu kaufen als ihn selbst zu machen. Sie können Kefir zwar auch mit getrocknetem Ferment herstellen, doch ist dies relativ teuer; außerdem ist es nicht ganz einfach, den gewünschten Geschmack „hinzukriegen".

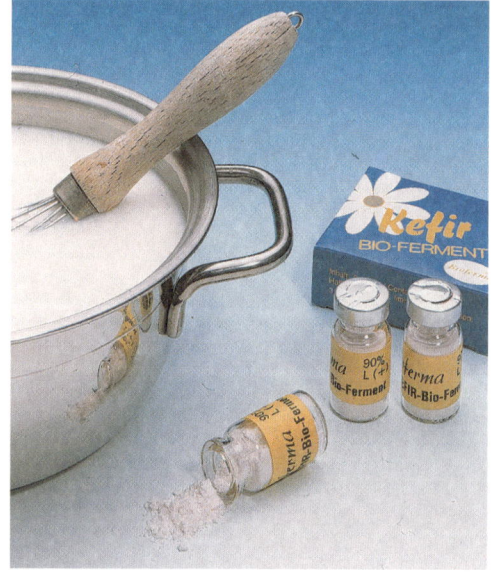

Bei der Kefirherstellung wird pasteurisierter Milch entweder Kefirferment oder der so genannte Kefirpilz zugefügt, der nach dem Gärungsprozess, bei dem der Kefir entsteht, wieder entfernt wird

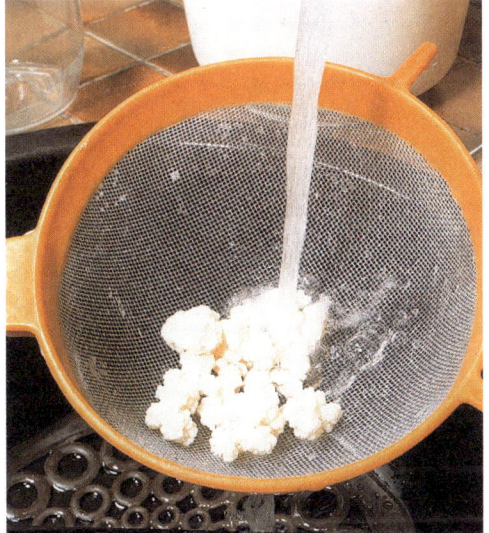

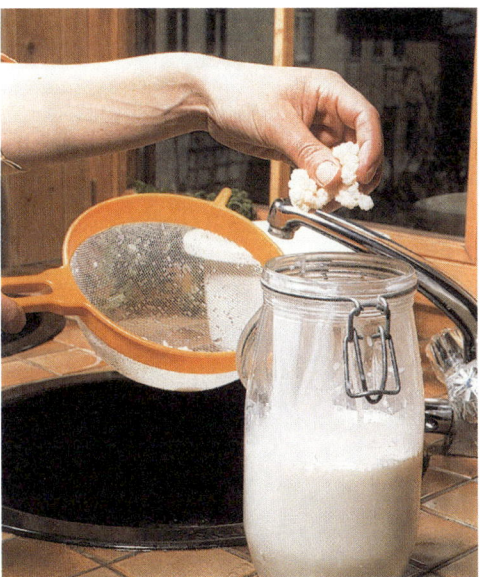

Kefir und seine Inhaltsstoffe

Kefir ist – genau wie die anderen in diesem Buch vorgestellten Milchprodukte – ein sehr eiweiß- und kalziumreiches Getränk. Außerdem enthält es größere Mengen an Vitaminen der B-Gruppe, nennenswerte Mengen an Vitamin A, Vitamin D, Eisen, Jod und selbstverständlich Milchsäure sowie Milchsäurebakterien. Im Gegensatz zu den anderen Milchprodukten hat Kefir einen geringen Alkoholgehalt (Fertigprodukte: unter 0,01 Prozent). Diese Nährstoffe benötigt der menschliche Körper, um gesund zu bleiben. Einen Überblick über die Funktionen der im Kefir enthaltenen Nährstoffe finden Sie in diesem Buch bereits im Abschnitt über Molke dargestellt.

Ausgewählte Nährstoffe im Kefir

Nährstoff	Kefir (3,5 % Fett) je 100 g	Kefir (1,5 % Fett) je 100 g
Eiweiß	3,3 g	3,4 g
Fett	3,5 g	1,5 g
Kohlenhydrate	4,0 g	4,0 g
Kalzium	120 mg	120 mg
Vitamin A	0,04 mg	0,02 mg
Vitamin B_2	0,16 mg	0,16 mg
Vitamin B_{12}	0,5 mg	0,5 mg
Nährwert	270 kJ (65 kcal)	190 kJ (45 kcal)

Alkohol im Kefir

Neben den oben genannten Nährstoffen enthält Kefir nun aber auch Alkohol. Und das soll gesund sein?, fragen Sie sich nun vielleicht. Schließlich hört man so viel von den schädlichen Wirkungen des Alkohols auf den Organismus und nun hat ein anscheinend gesundes Nahrungsmittel einen gewissen Alkoholgehalt – ist das nicht widersprüchlich. Auf den ersten Blick vielleicht, doch enthält Kefir so wenig Alkohol, dass dieser nicht schädlich ist; ganz im Gegenteil: Vermutlich trägt die geringfügige Menge Alkohols dazu bei, dass Kefir so gesund ist. Man vermutet, dass Kefir aufgrund des Alkoholgehalts Erkrankungen von Herz und Kreislauf vorbeugen kann. Auch die Entstehung von Alkoholismus wird durch Kefir nicht begünstigt.

Die im Kefir enthaltenen Milchsäurebakterien und die von ihnen hergestellte Milchsäure wirken sich vor allem positiv auf Darmflora und -milieu aus. Hierdurch werden die Verdauungstätigkeit und die Transportfunktion des Darmes begünstigt.

Darüber hinaus wird zahlreichen Darmerkrankungen, unter Umständen sogar Darmkrebs vorgebeugt. Allerdings müssen Sie selbstverständlich auch auf eine gesunde Ernährung mit reichlich Ballaststoffen (bitte viel Obst und Gemüse essen!) und möglichst wenig Fleisch achten, wenn Sie Darmkrebs vorbeugen wollen. Kefir kann höchstens als zusätzlicher Faktor noch vorbeugend wirken.

Wie der Kefir zu uns kam

Kefir stammt aus dem Kaukasus, einer Region im Süden Russlands. In diesem Gebiet leben besonders viele 100-Jährige, die sich bester Gesundheit erfreuen. Die hier ansässigen Gebirgsstämme sind der Ansicht, dass sie ihre Gesundheit und ihr langes Leben dem Kefir verdanken. Ob Mythos oder nicht: Tatsache ist, dass der Kefirpilz aus dieser Gegend stammt und lange Zeit diese Region nicht verließ. Erst in der zweiten Hälfte des 19. Jahrhunderts wurde er an einen russischen Wissenschaftler weitergegeben, der ihn erstmals einer breiteren Masse vorstellte. Wo der Kefirpilz letztlich herkommt, weiß man nicht genau – vermutet wird, dass er zufällig durch den Zusammenschluss von Milchsäurebakterien und Hefepilzen in der Milch entstand.

Nachdem der Kefir erst einmal bekannt geworden war, konnte sein Vormarsch nicht mehr aufgehalten werden. Man schrieb ihm zahlreiche positive Wirkungen auf die Gesundheit zu und viele Leiden (unter anderem Lungenerkrankungen, Frauenbeschwerden) wurden mit Kefir behandelt. Natürlich erhofften sich die meisten (in der Regel vergeblich), dass durch das Trinken von Kefir auch ihr Leben verlängert würde.

In den 30er-Jahren des 20. Jahrhunderts konnte Kefir dann erstmals industriell hergestellt werden. Heute fehlt er in keinem Kühlregal mehr, denn Kefir als wohlschmeckendes, erfrischendes und gesundes Getränk erfreut sich großer Beliebtheit.

Gesundheitsfördernde Wirkung von Kefir

100 Jahre alt werden Sie sicher nicht allein deshalb, weil Sie Kefir trinken – Sie müssten schon Ihre Lebensgewohnheiten allgemein umstellen und ein gesundes Leben führen, um ein solch hohes Alter zu erreichen (und selbst dann gibt es keine Garantie). Tatsache ist aber, dass das regelmäßige Trinken von Kefir eine gesundheitsfördernde Wirkung hat: Kefir kann einerseits verschiedene Beschwerden lindern, andererseits auch gewissen Krankheiten vorbeugen. Bei anhaltenden Beschwerden und ernsthaften Erkrankungen müssen Sie aber in jedem Fall den Arzt aufsuchen.

Kefir für den Darm

Kefir hat eine überaus positive Wirkung auf den Darm. Die in ihm enthaltenen Milchsäurebakterien können sich, wenn sie die Passage durch die Magensäure unbeschadet überstehen, im Darm ansiedeln (Milchsäurebakterien sind Teil der gesunden Darmflora). Dort vermehren sie sich und verdrängen krank machende Keime. Auf diese Weise beugen sie Darmerkrankungen vor und sorgen bei Durchfall dafür, dass die für die Beschwerden verantwortlichen Krankheitserreger rascher ausgeschieden werden. Dadurch kann sich die Dauer der Durchfallerkrankung verkürzen.

Auch auf Verstopfung hat Kefir einen günstigen Einfluss – die in ihm enthaltene

Kefir bei Durchfall

Trinken Sie alle ein bis zwei Stunden 0,1 bis 0,2 Liter Kefir. Verzichten Sie für einen Tag auf feste Nahrung. Hat sich der Durchfall bis zum folgenden Tag gebessert, können Sie neben dem Kefir wieder leichte Kost zu sich nehmen, zum Beispiel geriebene Äpfel und Zwieback. Ist das nicht der Fall, trinken Sie auch am zweiten Tag reichlich Kefir. Hat sich der Durchfall am dritten Tag noch nicht gebessert, ist es sinnvoll, den Arzt aufzusuchen. Für Kleinkinder eignet sich dieses Rezept nicht – sie sollten bereits nach zwölf bis 24 Stunden Durchfall dem Arzt vorgestellt werden.

Milchsäure (und die Milchsäure produzierenden Milchsäurebakterien) sorgen dafür, dass die Darmpassage des Nahrungsbreis beschleunigt wird. Dadurch wird der Stuhl einerseits nicht so stark eingedickt und lässt sich andererseits leichter ausscheiden. Bei anhaltender Verstopfung (länger als drei Tage kein Stuhlgang) sollten Sie allerdings zum Arzt gehen, damit dieser schwerwiegende Erkrankungen ausschließen kann.

tipp Um die Tätigkeit des Darms zu unterstützen, sollten Sie Kefir regelmäig trinken – nicht nur dann, wenn Sie unter Verstopfung oder Durchfall leiden. 0,5 Liter Kefir pro Tag reichen schon aus, um die Darmflora zu stabilisieren. Und eine gesunde Darmflora ist der beste Schutz vor Darmerkrankungen aller Art.

Dem Immunsystem auf die Sprünge helfen

Vor allem in der kalten Jahreszeit brauchen wir ein starkes Immunsystem – schließlich soll es uns vor Erkältungskrankheiten und Grippe bewahren. Mit Kefir können Sie – nicht nur in Herbst und Winter – Ihr Immunsystem kräftigen, sodass Sie allgemein weniger anfällig für Krankheiten werden. Am besten, Sie trinken täglich einen halben Becher (250 Gramm) Kefir.

Vor allem die Milchsäurebakterien (sofern sie die Magenpassage überleben) im Kefir stimulieren unser Immunsystem – auf welche Weise ihnen das gelingt, ist noch unklar. Neben diesen Bakterien sind es vor allem bestimmte, im Kefireiweiß vorkommende Aminosäuren, die die Abwehrkräfte stärken, indem sie gewisse Immunzellen zur Tätigkeit anregen.

Kefir und Knochenschwund

Wie nahezu alle Milchprodukte ist Kefir sehr kalziumreich. Wenn Sie nur 250 Gramm täglich zu sich nehmen, decken Sie schon mehr als ein Drittel Ihres Tagesbedarfs an diesem Mineralstoff. Kalzium ist äußerst wichtig, um die Knochen zu stärken – der Mineralstoff gehört zu den Grundbausteinen unseres Skeletts. Wer genug Kalzium zu sich nimmt, dessen Risiko, im Alter an Knochenschwund (Osteoporose) zu erkranken, verringert sich. Osteoporose ist vor allem deshalb so gefährlich, weil die Knochen instabil werden

und rascher brechen. Da Knochenbrüche im Alter nicht so gut verheilen, kann es unter Umständen zur Pflegebedürftigkeit kommen. Vor allem Frauen in und nach den Wechseljahren haben ein erhöhtes Risiko für Knochenschwund. Deshalb ist für sie eine gute Kalziumversorgung umso wichtiger.

Hilfe bei Magenproblemen

Zur Linderung von Magenbeschwerden, die durch eine Magenschleimhautentzündung (Gastritis) verursacht werden, sollten Sie unbedingt einmal Kefir einsetzen. Die im Kefir enthaltenen Stoffe wirken nämlich beruhigend auf den Magen. Trinken Sie bei einer Magenschleimhautentzündung deshalb alle zwei bis drei Stunden ein Glas Kefir. Bitte erwarten Sie aber vom Kefir nicht, dass er Ihre Erkrankung heilt. Falls es sich um eine chronische Gastritis handelt, wird diese in vielen Fällen durch ein Bakterium namens Helicobacterpylori hervorgerufen, gegen das vom Arzt verordnete Medikamente eingesetzt werden müssen, um die Gastritis völlig auszuheilen.

tipp Trinken Sie täglich mindestens 250 Gramm ($^{1}/_{2}$ Becher) Kefir, um Knochenschwund vorzubeugen. Frauen in und nach den Wechseljahren sollten möglichst 500 Gramm Kefir pro Tag zu sich nehmen – am besten die fettarme Sorte, denn diese enthält weniger Kalorien.

Kefir für Figur und Schönheit

Kefir ist kein Schlankheitsmittel, mit dem Sie in kürzester Zeit viel Gewicht verlieren. So enthält Kefir Kohlenhydrate, die den Blutzuckerspiegel über längere Zeit konstant hoch halten. Auf diese Weise stellt sich nach dem Trinken von Kefir nicht so schnell wieder ein Hungergefühl ein. Trinken Sie deshalb zwischen den Mahlzeiten anstelle einer Zwischenmahlzeit ein Glas Kefir, das nicht nur satt macht, sondern Ihren Körper mit lebenswichtigen Eiweißstoffen und zahlreichen Nährstoffen versorgt. Auch kurz vor den Hauptmahlzeiten nehmen Sie am besten ein Glas Kefir zu sich; Sie sind dann rascher satt und nehmen weniger Nahrung und damit auch weniger Kalorien zu sich. Wenn Sie abends vor dem Schlafengehen ein Glas Kefir mit dem Saft einer halben Zitrone vermischt trinken, regen Sie durch die Kombination von Eiweiß und Vitamin C die Produktion von Wachstumshormonen an, das die Fettzellen „aufschließt". Dadurch können Sie ebenfalls etwas Gewicht verlieren.

Doch auch Kefir enthält Kalorien: 100 Gramm Kefir mit 3,5 Prozent Fett enthalten 272 Kilojoule (65 Kilokalorien), 100 Gramm mit 1,5 Prozent 188 Kilojoule (45 Kilokalorien). Diese müssen Sie in Ihrer täglicher Kalorienbilanz mit einrechnen, schließlich nehmen Sie ab, wenn Sie weniger Kalorien aufnehmen als Ihr Körper verbraucht. Wählen Sie deshalb am besten den fettarmen Kefir als Getränk und Zwischenmahlzeit für Ihre Schlankheitskur.

Haut und Haare profitieren vom Kefir

Vor allem die im Kefir vorkommenden B-Vitamine haben einen positiven Einfluss auf die Haut – so wird zum Beispiel Akne günstig durch diese Vitamine beeinflusst. Auch das im Kefir enthaltene Vitamin A stärkt Haut und Schleimhäute. Und nicht nur das: Auch die Haarqualität profitiert von diesen Vitaminen, genau wie von den Spurenelementen Eisen und Jod, die im Kefir in nennenswerten Mengen vorkommen. Trinken Sie Ihrer Schönheit zuliebe deshalb täglich mindestens $1/2$ Becher Kefir; Ihre Haut wird dadurch elastischer und Ihre Haare gewinnen an Glanz.

Nun noch einige Rezepte zur äußerlichen Anwendung von Kefir im Dienste Ihrer Schönheit.

Kefirbad für trockene Haut

Zutaten
50 g Kefir
1 Becher süße Sahne

Durchführung

❶ Vermischen Sie den Kefir gründlich mit der süßen Sahne.

❷ Geben Sie die Mischung in das Badewasser (Temperatur 35 bis 38 Grad Celsius). Sorgen Sie dafür, das sich die Mischung gleichmäßig im Wasser verteilt. Nach einer Badezeit von etwa zehn Minuten duschen Sie sich gründlich mit lauwarmem Wasser ab.

Kefir zur Reinigung der Haut

Zutaten

50 g Kefir
$^1/_2$ EL Zitronensaft

Durchführung

❶ Vermischen Sie den Kefir gründlich mit dem Zitronensaft.

❷ Tragen Sie die Mischung auf ein Wattepad auf und reinigen Sie damit Ihr Gesicht. Waschen Sie Ihr Gesicht im Anschluss daran gründlich mit warmem Wasser.

Mit Hilfe dieser Mischung entfernen Sie abgestorbene Hautschuppen und Talg von Ihrer Haut. Sie wirkt dadurch frischer und gesünder. Wenden Sie diese Kur jedoch nur ein- bis zweimal pro Woche an. Bitte nicht anwenden, wenn Sie auf Zitrusfrüchte allergisch reagieren.

Belebendes, pflegendes Kefirbad

Zutaten

50 g Kefir
1 EL Mandel- oder Weizenkeimöl

Durchführung

❶ Verrühren Sie den Kefir sorgfältig mit dem Mandel- oder Weizenkeimöl.

❷ Geben Sie die Mischung in das Badewasser (Temperatur: 35 bis 37 Grad Celsius) und verrühren Sie alles gründlich. Im Anschluss an das Bad duschen Sie sich gründlich mit lauwarmem Wasser ab.

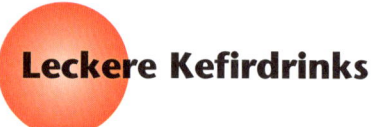

Leckere Kefirdrinks

Mit Kefir können Sie leckere Mixgetränke zubereiten, die sicher auch denen schmecken, die sonst nicht so begeistert von Kefir sind. Die meisten der im Folgenden präsentierten Rezepte beinhalten nur wenige Kilokalorien, sodass Sie auch im Rahmen einer Diät zu diesen leckeren Rezepten greifen können.

Kefir-Zitrusfrucht-Drink

Zubereitungszeit

circa 10 Minuten

Zutaten für 2 Portionen

1 Orange
1 Grapefruit
200 g Kefir (1,5 % Fett)
5 EL Honig
Eiswürfel nach Belieben

Zubereitung

❶ Die Orange und die Grapefruit auspressen und den Saft mit dem Kefir vermischen.

❷ Den Honig unter die Mischung geben und alles gut verrühren. Eiswürfel in zwei Gläser geben und mit dem Drink übergießen.

Nährwert

circa 921 kJ (220 kcal) pro Portion

Kefir-Melonen-Mix

Zubereitungszeit

circa 10 Minuten

Zutaten für 2 Portionen

150 g Salatgurke, geschält
100 g Wassermelonenfruchtfleisch
ohne Kerne
2 EL Zitronensaft
1 TL Meerrettich
200 g Kefir (1,5 % Fett), gekühlt
etwas weißer Pfeffer
etwas Salz

Für die Garnitur
3 Gurkenscheiben
3 Melonenbällchen

Zubereitung

1 Die Salatgurke entkernen, das Wassermelonenfruchtfleisch und die Gurke in kleine Stücke schneiden, beides in den Mixer geben und pürieren.

2 Zitronensaft, Meerrettich und Kefir dazugeben, alles gut miteinander verrühren.

3 Anschließend Pfeffer und Salz hinzufügen und alles gut miteinander mischen und in zwei Gläser füllen.

4 Die Gurkenscheiben und die Melonenbällchen für die Garnitur auf einen Schaschlikspieß stecken. Diesen in den Kefirdrink geben und den Kefir-Melonen-Mix servieren.

Nährwert

circa 377 kJ (90 kcal) pro Portion

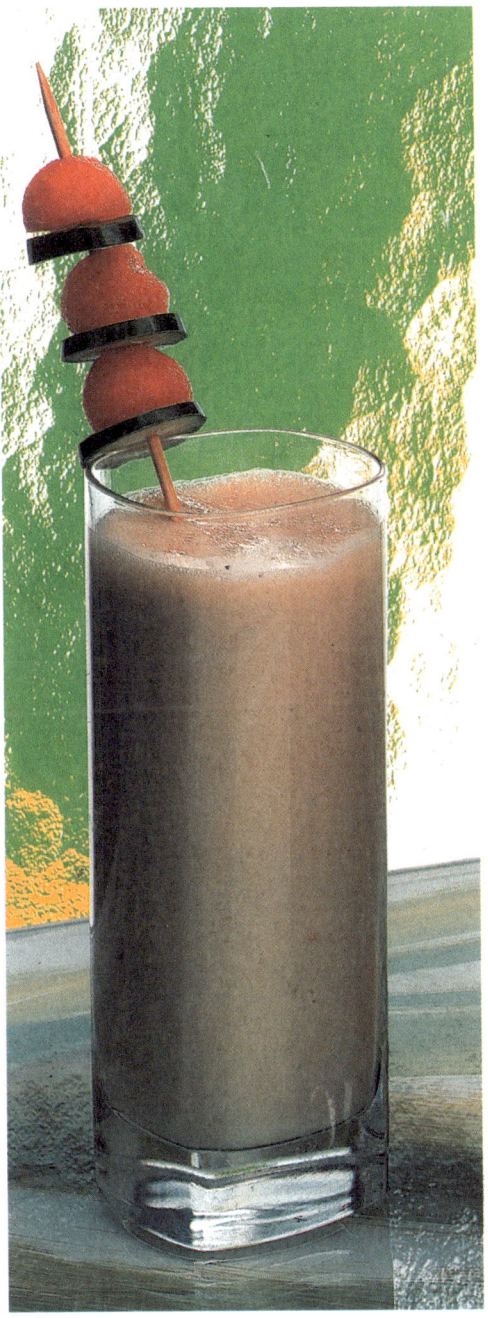

Kefir-Melonen-Mix

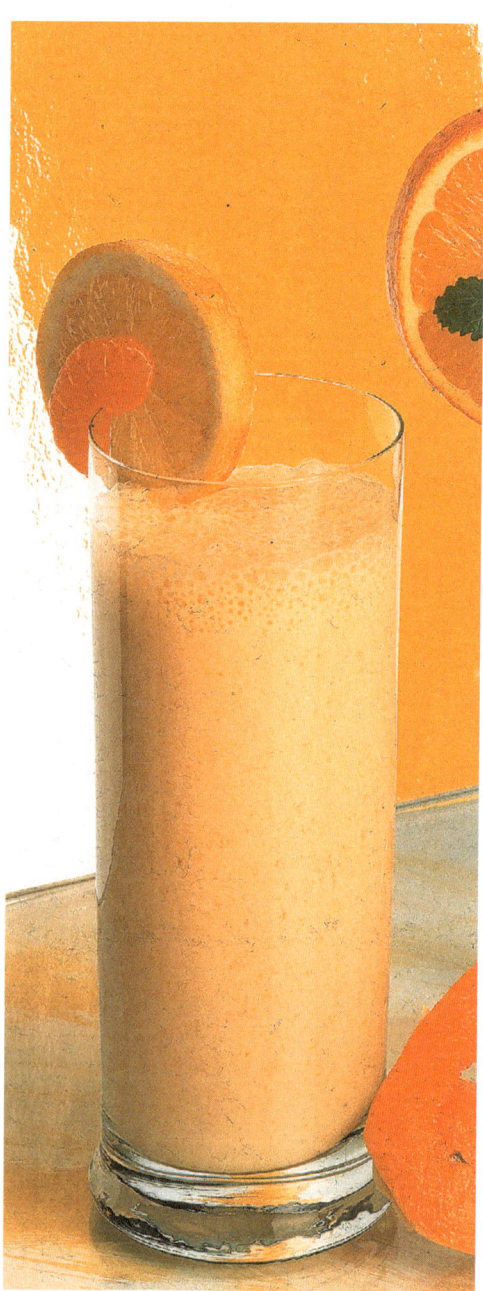

Kefir-Pfirsich-Drink

Kefir-Pfirsich-Drink

Zubereitungszeit

circa 15 Minuten

Zutaten für 2 Portionen

150 g Pfirsiche
250 g Kefir (1,5 % Fett), gekühlt
1 TL Vanillezucker
1 gehäufter EL Zucker

Zubereitung

❶ Die Pfirsiche mit kochendem Wasser überbrühen, enthäuten, halbieren, entsteinen
und das Fruchtfleisch in kleine Stücke
schneiden. Die Stücke in den Mixer geben
und pürieren.

❷ Kefir, Vanillezucker und Zucker in den
Mixer geben und alles vorsichtig miteinander verrühren. In zwei Gläser füllen und servieren.

Nährwert

circa 628 kJ (150 kcal)

Vitaminbombe

Zubereitungszeit

circa 15 Minuten

Zutaten für 2 Portionen

150 g Karotten
150 g Kefir (1,5 % Fett)
100 ml Maracujasaft
3 EL Zitronensaft
Eis

Zubereitung

❶ Die Karotten schälen, klein schneiden und entsaften.

❷ Kefir, Maracuja- und Zitronensaft mit dem Karottensaft vermischen. Zerstoßenes Eis dazugeben und noch einmal gut durchschütteln. In zwei Gläser füllen und servieren.

Nährwert

circa 295 kJ (70 kcal) pro Portion

Apfel-Kefir-Creme

Zubereitungszeit

circa 20 Minuten

Zutaten für 2 Portionen

2 süßliche Äpfel
2 EL Zitronensaft
3 Blätter Gelatine
3 EL Puderzucker
100 g Kefir (1,5 % Fett)
3 EL Sahne, geschlagen
25 g Mandeln, gehackt

Zubereitung

❶ Die Äpfel schälen, vierteln und entkernen. Einen der Äpfel in dünne Spalten schneiden, diese mit der Hälfte des Zitronensafts beträufeln und kalt stellen.

❷ Die Gelatine in kaltem Wasser einweichen. Den zweiten Apfel mit dem Puderzucker und dem restlichen Zitronensaft mit dem Pürierstab zerkleinern. Das Püree kurz erhitzen und die ausgedrückte Gelatine darunter rühren.

❸ Den Kefir und die Sahne mit dem Apfelpüree verrühren, auf zwei Schälchen aufteilen und kalt stellen.

❹ Die Creme mit den Apfelspalten und den gehackten Mandeln garnieren und servieren.

Nährwert

circa 1385 kJ (330 kcal) pro Portion

Sanddorn-Kefir-Drink

Zubereitungszeit

circa 5 Minuten

Zutaten für 4 Portionen

500 g Kefir (1,5 % Fett)
6 EL Sanddornsaft

Zubereitung

❶ Den Kefir gut kühlen.

❷ Den Sanddornsaft zum Kefir geben und die Zutaten gründlich miteinander vermischen. In vier Gläser füllen und servieren.

Nährwert

circa 275 kJ (65 kcal) pro Portion

Leckerschmecker

Zubereitungszeit

circa 15 Minuten

Zutaten für 2 Portionen

$^1/_2$ Banane
1 kleiner, süßer Apfel
2 EL Zitronensaft
1 EL Zucker
150 g kalter Kefir (1,5 % Fett)
2 Eiswürfel

Zubereitung

❶ Die Banane schälen und in kleine Stücke schneiden.

❷ Den Apfel schälen, vierteln und entkernen, dann in kleine Stücke schneiden.

❸ Bananen- und Apfelstücke zusammen mit dem Zitronensaft und dem Zucker mit dem Pürierstab zerkleinern. Dann den Kefir dazugeben und alles noch einmal gut miteinander verrühren.

❹ Je einen Eiswürfel in zwei Gläser geben und mit dem Mixgetränk auffüllen.

Nährwert

circa 460 kJ (110 kcal) pro Portion

Brombeer-Kefir-Mix

Zubereitungszeit

circa 10 Minuten

Zutaten für 2 Portionen

125 g frische Brombeeren
2 EL Zucker
250 g Kefir (1,5 % Fett)
100 g Naturjoghurt
3 EL Sahne, geschlagen

Zubereitung

❶ Die Brombeeren waschen und säubern, etwa sechs Stück für die Garnitur beiseite legen. Die restlichen Brombeeren zusammen mit dem Zucker, dem Kefir und dem Joghurt im Mixer verquirlen.

❷ Die Schlagsahne mit dem Schneebesen unter die Mischung ziehen und den Mix in zwei Schälchen geben. Mit den restlichen Brombeeren garnieren.

Nährwert

circa 715 kJ (170 kcal) pro Portion

Brombeer-Kefir-Mix (rechte Seite)

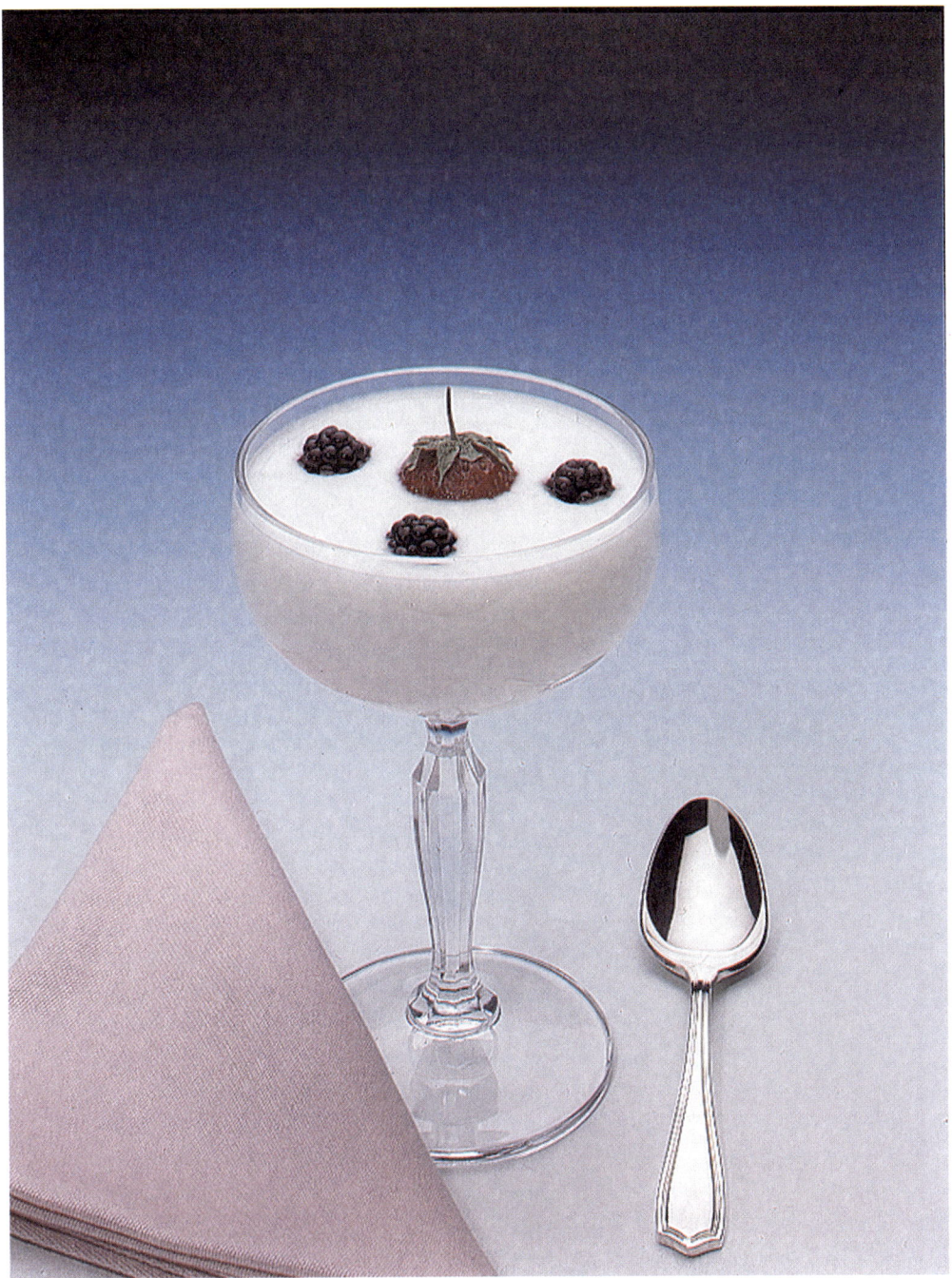

Bunte Kefirsuppe

Zubereitungszeit

circa 45 Minuten

Zutaten für 4 Portionen

1 Fenchelknolle
1 Bund Frühlingszwiebeln
1 Bund Radieschen
1 Kohlrabi
1 EL Butter
Salz
Pfeffer
2 EL Zitronensaft
1000 ml Kefir (1,5 % Fett)

Zubereitung

❶ Fenchelknolle säubern und in kleine Stücke schneiden. Frühlingszwiebeln waschen, putzen und in etwa 0,5 Zentimeter breite Ringe schneiden. Radieschen waschen, putzen und in feine Scheiben schneiden. Kohlrabi schälen und klein würfeln.

❷ Das klein geschnittene Gemüse in einem Topf in der Butter andünsten, mit Salz und Pfeffer würzen, Zitronensaft darüber träufeln, einen Deckel auf den Topf setzen und das Gemüse noch einmal zehn Minuten lang bei geringer Hitzezufuhr schmoren lassen.

❸ Den Kefir dazugeben und das Ganze fünf Minuten ziehen lassen. Noch einmal mit Pfeffer und Salz nachwürzen. Wenn Sie möchten, können Sie die Suppe zusammen mit Vollkornbrot servieren.

Nährwert

circa 735 kJ (175 kcal) pro Portion

Buttermilch –
Milch einmal anders

Buttermilch und wie sie hergestellt wird

Zwar ist der „Rohstoff" für die Buttermilch wie auch bei den anderen Sauermilcherzeugnissen ganz normale Milch, doch die Buttermilch entsteht nicht durch das Stehenlassen der Milch oder durch Zugabe von anderen Substanzen, sondern bei der Herstellung von Butter. Sie ist – wie die Molke bei der Käseherstellung – sozusagen ein Abfallprodukt bei der Butterproduktion, und was für ein wohlschmeckendes!

Um Butter zu erhalten, wird die Milch stehen gelassen, sodass sich der Rahm absetzen kann. Unter Einwirkung von Milchsäurebakterien wird dieser – zumindest bei der Produktion von Sauerrahmbutter – anschließend sauer. Dann wird der Rahm aufgeschlagen, sodass das Milchfett herausfließen und sich zu Butter zusammenballen kann. Dabei bleibt eine Flüssigkeit zurück, die reich an Mineralstoffen und Eiweiß ist: die Buttermilch. Bei der Herstellung von Sauerrahmbutter sind in der Buttermilch bereits Milchsäurebakterien enthalten; bei der Produktion von Süßrahmbutter werden Sie der Buttermilch nachträglich zugefügt, um die Buttermilch anzusäuern.

Eigentlich ist die Herstellung von Buttermilch, wie Sie gesehen haben, ganz simpel. Allerdings ist die Eigenproduktion von Butter und damit von Buttermilch recht aufwendig, weshalb Sie am besten auf die im Handel erhältliche Buttermilch zurückgreifen sollten, wenn Sie ein Buttermilchfan sind oder Buttermilch im Dienste Ihrer Gesundheit einsetzen wollen. Denn Buttermilch enthält wie die anderen Sauermilchprodukte eine Reihe von Substanzen, mit deren Hilfe sich Krankheiten vorbeugen und Beschwerden lindern lassen. Außerdem ist Sie ein bewährtes Schönheitsmittel, wie Sie noch sehen werden.

Die Inhaltsstoffe der Buttermilch

Buttermilch ist ein ideales Erfrischungsgetränk: sie schmeckt säuerlich, enthält nur geringe Mengen Fett und löscht den Durst. Doch nicht nur das. Sie regt auch die Ausscheidung von überschüssigem Wasser und damit auch von Schadstoffen aus den Körperzellen an und hilft damit bei der Entschlackung des Organismus wie auch bei der Gewichtsabnahme. Nehmen wir die In-

Nährstoffe in der Buttermilch

Nährstoff	Buttermilch je 100 g
Eiweiß	3,5 g
Fett	0,6 g
Kalium	150 mg
Kalzium	110 mg
Kohlenhydrate	4,0 g
Natrium	60 mg
Vitamin A	0,01 mg
Vitamin B1	0,02–0,03 mg
Vitamin B2	0,16 mg
Nährwert	160 kJ
	(38 kcal)

haltsstoffe der Buttermilch doch einmal genauer unter die Lupe.

Neben den in der Tabelle genannten Nährstoffen beinhaltet Buttermilch auch noch nennenswerte Mengen an Eisen, Fluorid, Vitamin B12 und Vitamin D. Während Kalium das Wasser aus dem Körper ausschwemmt, sorgt das in der Buttermilch enthaltene Kalzium dafür, dass unsere Knochen stark werden und bleiben. Die B-Vitamine sind an zahlreichen Stoffwechselvorgängen beteiligt und sorgen wie Vitamin A für eine schöne, gesunde Haut; Eisen ist vor allem notwendig für die Blutbildung. Die in der Buttermilch vorkommenden Eiweiße können vom Körper hervorragend zum Aufbau körpereigener Eiweiße verwendet werden.

Äußerst positiv ist zudem, dass Buttermilch, obwohl es sich um ein tierisches Erzeugnis handelt, nur sehr geringe Mengen Cholesterin enthält, einen der Stoffe, der maßgeblich zur Entstehung von Arterienverkalkung und damit verbundenen Herz-Kreislauf-Erkrankungen beiträgt.

Selbstverständlich enthält auch Buttermilch Milchsäure und Milchsäurebakterien.

Trotz dieser idealen Nährstoffkombination ist Buttermilch mit circa 159 Kilojoule (38 Kilokalorien) pro 100 Gramm ein sehr kalorienarmes Getränk.

Vor allem Kinder, Schwangere, stillende Mütter und ältere Menschen sollten häufiger einmal zur Buttermilch greifen. Das in der Buttermilch enthaltene Kalzium sorgt bei Kindern für einen besseren Aufbau der Knochen. Schwangere und Stillende haben einen erhöhten Bedarf an nahezu allen in der Buttermilch enthaltenen Nährstoffen. Die Knochen älterer Menschen profitieren auch von dem darin enthaltenem Kalzium.

Buttermilch – ein uraltes Getränk

Buttermilch ist keine „Erfindung" der Neuzeit, genauso wenig wie es die Butter ist. Schon im dritten Jahrtausend vor Christus war Buttermilch bekannt. Diese Erkenntnis wurde unter anderem durch Butterfunde (man entdeckte eingetrocknete Butterreste) in altägyptischen Gräber untermauert. Auch bei den alten Griechen und im Römischen Reich war die Butterherstellung kein Geheimnis – und natürlich fiel bei der Butterproduktion auch Buttermilch an.

In unseren Breiten stellten die Bauern in früheren Zeiten ihre Butter selbst her. Auch dabei entstand das „Nebenprodukt" Buttermilch, das als erfrischendes Getränk geschätzt wurde.

Heute wird die Buttermilch bei der industriellen Butterherstellung aufgefangen und abgefüllt.

Buttermilch für die Gesundheit

Dass Buttermilch gesund ist, ist zwar schon lange bekannt, doch gelangt es erst in letzter Zeit mehr und mehr ins Bewusstsein der Verbraucher, dass die „inneren Werte" der Buttermilch auch bei der Behandlung von Beschwerden hilfreich sein können. Die neuesten Erkenntnisse der Wissenschaft, zum Beispiel über die Verdienste der in der

Buttermilch vorkommenden Milchsäurebakterien, machen dies möglich. Wenn Sie Buttermilch im Dienste Ihrer Gesundheit einsetzen wollen, denken Sie jedoch immer daran, dass es sich dabei um ein Nahrungsmittel, aber nicht um ein Allheilmittel handelt. Ernsthafte Erkrankungen bedürfen immer ärztlicher Behandlung!

Buttermilch beruhigt

Genau wie Joghurt hat auch Buttermilch eine beruhigende Wirkung auf unsere Nerven. Jeder, der gestresst oder gereizt ist, sollte deshalb öfter einmal ein Glas Buttermilch zu sich nehmen. Die beruhigende Wirkung verdankt die Buttermilch ihrem Gehalt an Kalzium und an Lezithin, einer Fettsäure, die der Körper nicht selbst herstellen kann, sondern die ihm mit der Nahrung zugeführt werden muss. Diese spielt eine bedeutende Rolle bei der Weiterleitung von Informationen durch die Nervenzellen. Auch Kalzium wird von den Nerven benötigt, damit sie ihre Funktion erfüllen können. Ist nicht genug dieses Stoffs im Blut vorhanden, entzieht der Körper den Knochen Kalzium.

tipp Trinken Sie in Stresszeiten über den ganzen Tag verteilt einen halben Liter Buttermilch. Die Buttermilch bewirkt, dass Ihre Konzentrationsfähigkeit steigt. Selbst wenn Sie gerade dabei sind abzunehmen, können Sie unbesorgt Buttermilch trinken. Ein halber Liter enthält gerade 795 Kilojoule (190 Kilokalorien).

Dem trägen Darm auf die Sprünge helfen

Genau wie die anderen Sauermilchprodukte enthält Buttermilch Milchsäure. Diese sorgt dafür, dass der Stuhl den Darm rascher passieren kann. Außerdem wird er nicht so stark eingedickt. Wer unter Verstopfung leidet, sollte deshalb unbedingt regelmäßig Buttermilch trinken (oder eines der anderen Sauermilchprodukte zu sich nehmen), denn die eben genannte Wirkung der Milchsäure bedingt, dass der Stuhl schneller ausgeschieden wird und dass die Darmentleerung leichter fällt. Trinken Sie bei Verstopfung deshalb täglich mindestens zwei Gläser (à 0,2 Liter) Buttermilch.

Selbstverständlich ist Buttermilch aufgrund ihres Gehalts an Milchsäurebakterien (von denen einige die Passage durch die Magensäure überleben) auch als Getränk bei Durchfallerkrankungen zu empfehlen. Die Milchsäurebakterien verdrängen Krankheitserreger und sorgen somit dafür, dass der Darm bald wieder „normal" funktioniert.

Fitmacher fürs Immunsystem

Die Milchsäurebakterien in der Buttermilch sind es vor allem auch, die das Immunsystem stimulieren. Aus diesem Grund können die Immunzellen krank machende Keime rascher aufspüren und gezielter angreifen.

Auch der in der Buttermilch enthaltene Cocktail aus Vitaminen und Mineralstoffen

t i p p Wer täglich mindestens 0,3 Liter Buttermilch zu sich nimmt, sorgt dafür, dass seine Abwehrkräfte gestärkt werden und beugt damit Erkrankungen aller Art vor. In Stresszeiten ist es sinnvoll, die „Buttermilchdosis" auf einen halben Liter pro Tag zu erhöhen.

stärkt die Abwehrkräfte. Doch nicht nur das: Die beruhigende Wirkung der Buttermilch, die vor allem durch Kalzium und die essenzielle Fettsäure Lezithin bedingt wird, hat ebenfalls eine günstige Auswirkung auf das Immunsystem. Warum? Ganz einfach: Stress, Nervosität und Reizbarkeit schwächen die Abwehrkräfte. Wer sich jedoch auch in Belastungssituationen entspannen kann, sorgt dafür, dass das Immunsystem durch den Stress nicht so negativ beeinflusst wird, wie es sonst der Fall wäre.

Schlank werden und schlank bleiben

Um Ihr Gewicht dauerhaft zu reduzieren, müssen Sie Ihre Ernährung umstellen und weniger Kalorien zu sich nehmen, als Ihr Körper am Tag verbraucht. Deshalb finden Sie im Folgenden auch keine „Buttermilchkur", die Ihnen die Abnahme von zehn Kilo in zehn Tagen oder Ähnliches verspricht. Allerdings können Sie Buttermilch gezielt während Ihrer Diät einsetzen. Obwohl Buttermilch ein sehr sättigendes Getränk ist, enthalten 100 Gramm nur etwa 159 Kilojoule (38 Kilokalorien). Machen

Sie sich das doch einfach zunutze! Trinken Sie – anstelle einer Zwischenmahlzeit – lieber ein Glas Buttermilch (enthält circa 335 Kilojoule (80 Kilokalorien)); das sättigt und hilft Kalorien sparen. Außerdem entwässert die Buttermilch den Organismus, sodass überschüssiges Gewebewasser ausgeschwemmt wird. Schon allein dadurch verlieren Sie ein paar Pfunde.

Wenn Sie beim Essen einmal über die Stränge geschlagen haben, können Sie zwischendurch auch einen Buttermilchtag einlegen, um Ihre „Sünden" sozusagen ungeschehen zu machen. Nehmen Sie dazu den ganzen Tag über nur eineinhalb Liter Buttermilch (und mindestens noch einen Liter Mineralwasser) zu sich. Zu oft sollten Sie das jedoch nicht machen – ein „Buttermilchtag" innerhalb von zwei Monaten reicht völlig aus.

Sie können aber auch abends ein Glas Buttermilch, vermischt mit dem Saft einer halben Orange, Grapefruit oder Zitrone trinken. Die Mischung aus dem in der Buttemilch enthaltenem Eiweiß und dem in den Zitrusfrüchten reichlich vorhandenen Vitamin C regt die körpereigene Ausschüttung von Wachstumshormonen an. Dieses Hormon sorgt dafür, dass die Fettzellen des Körpers „aufgeschlossen" werden und das Fett freigesetzt und dem Körper für die Wahrnehmung seiner Funktionen zur Verfügung gestellt wird. Auf diese Weise können die Fettdepots des Körpers ein wenig zum Schrumpfen gebracht werden.

Buttermilch für die Schönheit

Buttermilch ist nicht nur gesund, sie pflegt auch die Haut. Vor allem unreine Haut profitiert von den Inhaltsstoffen der Buttermilch. Die Milchsäure klärt die Haut: sie befreit sie von Fett und abgestorbenen Hautzellen. Im Folgenden ein paar „Buttermilch-Schönheitsrezepte", die Sie jedoch nur anwenden sollten, wenn Sie auf die Inhaltsstoffe der Buttermilch nicht allergisch reagieren. Tupfen Sie sich zur Probe einfach etwas Buttermilch in die Ellenbeuge und lassen Sie sie zwei Stunden einwirken. Falls sich keine Rötungen oder Pickelchen zeigen, können Sie Buttermilch in der Regel problemlos auf die Haut auftragen.

Reinigende Buttermilchlotion
(besonders geeignet für unreine Haut)

Zutat

1 Schnapsglas voll Buttermilch

Durchführung

❶ Tragen Sie die Buttermilch auf das Gesicht auf (Augenpartie aussparen) und lassen Sie sie 15 Minuten lang einwirken.

❷ Waschen Sie die Buttermilch nun mit lauwarmem Wasser wieder ab. Die Haut sollte nun wesentlich frischer wirken als zuvor.

Die Buttermilchlotion können Sie bei sehr unreiner Haut täglich verwenden.

Buttermilch-Gurken-Maske
(für fettige Haut)

Zutaten

1 Schnapsglas voll Buttermilch
$^1/_4$ Salatgurke
1 TL Mandelkleie

Durchführung

❶ Geben Sie die Buttermilch in eine Schüssel. Schälen Sie die Salatgurke und pürieren Sie sie im Mixer. Vermischen Sie die Buttermilch mit der pürierten Salatgurke und geben Sie die Mandelkleie hinzu.

❷ Verteilen Sie die Mischung nun auf Ihrem Gesicht beziehungsweise den Problemzonen Ihres Gesichts (Augenpartie aussparen!). Lassen Sie sie 20 Minuten lang einwirken und waschen Sie sie dann gründlich mit lauwarmem Wasser ab. Durch diese Maske entfernen Sie abgestorbene Hautzellen, die die Poren verstopfen können. Sie sollten dies Rezept jedoch nur einmal in der Woche anwenden.

Buttermilch-Apfelessig-Packung
(für unreine Haut)

Zutaten

4 EL Buttermilch
1 TL Apfelessig

Durchführung

❶ Vermischen Sie die Buttermilch gut mit dem Apfelessig und tragen Sie die Mischung auf Ihr Gesicht auf (Augenpartie aussparen!).

2 Lassen Sie sie fünf Minuten einwirken und reinigen Sie Ihr Gesicht anschließend gut mit kühlem Wasser. Diese Packung wirkt entzündungshemmend und reinigt die Haut von Fett.

Bitte prüfen Sie zuvor, ob Ihre Haut empfindlich auf den Apfelessig reagiert. Reiben Sie die Ellenbeuge mit Apfelessig ein und lassen Sie ihn eine oder zwei Stunden einwirken. Sind keine größeren Hautveränderungen erkennbar, können Sie dies Rezept anwenden.

Buttermilch-Bad
(für fettige und strapazierte Haut)

Zutat
2 l Buttermilch

Durchführung
1 Geben Sie die Buttermilch in die Badewanne (Wassertemperatur: 35 bis 37 Grad Celsius) und vermischen Sie sie gut mit dem Wasser.

2 Dehnen Sie das Bad nicht länger als zehn bis 15 Minuten aus und verlassen Sie dann die Wanne, ohne sich abzuduschen. Trocknen Sie sich einfach mit dem Handtuch ab (das geben Sie anschließend aber bitte in die Wäsche).

Die Buttermilch reinigt die Haut nicht nur, sie belebt sie auch und stärkt ihren natürlichen Säureschutzmantel.

Leckere Buttermilch-rezepte

Immer nur „Buttermilch pur" ist ja langweilig, deshalb folgen nun ein paar Rezepte, wie Sie Buttermilch „einmal anders" genießen können. Die Rezepte lassen sich gut in eine Diät einbauen, denn die meisten von ihnen enthalten wenig Kalorien.

Buttermilch-Birnen-Drink

Zubereitungszeit
circa 10 Minuten

Zutaten für 2 Portionen
2 mittelgroße Birnen
Saft von 1 Zitrone
$1/2$ l Buttermilch
150 g Sahnejoghurt
2 EL Zucker
etwas Zimt
Zitronenmelisse zum Verzieren

Zubereitung
1 Die Birnen schälen, vierteln und die Kerngehäuse entfernen. Die Früchte in Stücke schneiden und sofort mit dem Zitronensaft beträufeln.

2 Buttermilch, Joghurt, Birnenstücke, Zucker und Zimt im Mixer miteinander verrühren. Den Drink anschließend in Gläser füllen. Mit Zimt und Zitronenmelisse garnieren.

Nährwert
circa 1590 kJ (380 kcal) pro Portion

Tropensonne

Zubereitungszeit
circa 15 Minuten

Zutaten für 2 Portionen
150 g Ananasscheiben aus der Dose
$^1/_2$ Orange
1 TL Kokosraspel
1 TL Zucker
250 g kalte Buttermilch
2 Eiswürfel

Zubereitung

❶ Die Ananasscheiben aus der Dose holen und abtropfen lassen. Eine Scheibe für die Garnitur beiseite legen. Die anderen Scheiben in Stücke schneiden und mit dem Pürierstab zerkleinern.

❷ Die Orange auspressen und den Saft, die Kokosraspel und den Zucker zum Ananaspüree geben. Alles gut miteinander vermischen.

❸ Die Buttermilch zur Mischung geben und alles noch einmal miteinander verrühren.

❹ Das Getränk auf zwei Gläser aufteilen, jeweils vorsichtig einen Eiswürfel dazugeben und auf den Rand der Gläser je $^1/_2$ Ananasscheibe stecken.

Nährwert

circa 630 kJ (150 kcal) pro Portion

Fitnessdrink

Zubereitungszeit
circa 15 Minuten
zuzüglich 5 Minuten Quellzeit

Zutaten für 2 Portionen
1 Banane
300 ml Karottensaft
2 EL Haferflocken
4 EL Zitronensaft
100 g Buttermilch

Zubereitung

❶ Die Banane schälen und in kleine Stücke schneiden.

❷ Die Bananenstücke mit dem Pürierstab zerkleinern, den Karottensaft, die Haferflocken, den Zitronensaft und die Buttermilch dazugeben und alles gut vermischen.

❸ Den Drink noch fünf Minuten stehen lassen, damit die Haferflocken quellen können, dann in zwei Gläser füllen und servieren.

Nährwert

circa 420 kJ (100 kcal) pro Portion

Buttermilch-Karotten-Drink

Zubereitungszeit
circa 10 Minuten

Zutaten für 1 Portion
2 Karotten
250 ml Buttermilch
etwas Salz
etwas Pfeffer
$^1/_2$ TL Petersilie, gehackt

Zubereitung
❶ Die Karotten waschen, abschälen und entsaften.

❷ Den Karottensaft im Mixer mit der Buttermilch und den Gewürzen gut vermischen.

❸ Das Getränk in ein Longdrinkglas geben und die Petersilie darüber streuen.

Nährwert
circa 460 kJ (110 kcal) pro Portion

Tomaten-Buttermilch-Mix

Zubereitungszeit
circa 10 Minuten

Zutaten für 1 Portion
150 ml Tomatensaft
100 ml Buttermilch
1 TL Hirseflocken
$^1/_2$ TL Olivenöl
1 Msp. Basilikum in Öl
etwas Kräutersalz
etwas schwarzer Pfeffer

Zubereitung
❶ Den Tomatensaft, die Buttermilch, die Hirseflocken, das Öl und die Gewürze in den Mixer geben.

❷ Die Zutaten gut miteinander verrühren und anschließend in ein Longdrinkglas geben. Möglichst kalt servieren und unmittelbar vor dem Trinken noch einmal umrühren.

Nährwert
circa 419 kJ (100 kcal) pro Portion

Johannisbeer-Buttermilch

Zubereitungszeit
circa 5 Minuten

Zutaten für 2 Portionen
150 g Johannisbeeren
250 ml kalte Buttermilch
2 EL Sahne, geschlagen

Zubereitung
❶ Die Johannisbeeren waschen und verlesen. Ein paar Beeren für die Garnitur beiseite legen. Den Rest der Beeren und die Hälfte der Buttermilch in den Mixer geben und alles gut miteinander vermischen.

❷ Die restliche Buttermilch dazugießen und alles auf kleinster Stufe mixen. Die Mischung in zwei Longdrinkgläser füllen und darauf jeweils ein Sahnehäubchen geben. Den Drink mit Johannisbeeren garnieren.

Nährwert
circa 502 kJ (120 kcal) pro Portion

Buttermilch-Dessert mit Erdbeersauce

Zubereitungszeit
circa 35 Minuten,
zuzüglich 3 Stunden Kühlzeit

Zutaten für 4 Portionen
Für das Dessert
3 Blatt weiße Gelatine
200 g Buttermilch
2 EL Honig
1 EL Zitronensaft
150 ml süße Sahne

Für die Sauce
500 g Erdbeeren
1 EL Kirschwasser

Zubereitung
❶ Die Gelatine in kaltem Wasser einweichen.

❷ Die Buttermilch erwärmen. Honig und Zitronensaft dazugeben, das Ganze noch einmal kurz erhitzen.

❸ Die Gelatine ausdrücken und in der heißen Buttermilch auflösen. Den Topf in kaltes Wasser stellen. Die Sahne schlagen. Wenn die Buttermilch beginnt, steif zu werden, die geschlagene Sahne vorsichtig unterrühren, die Mischung in vier kleine Schälchen füllen und diese für drei Stunden kalt stellen.

❹ In der Zwischenzeit die Erdbeeren waschen und putzen, die Hälfte davon mit dem Kirschwasser im Mixer pürieren. Die restlichen Erdbeeren in kleine Stücke schneiden.

❺ Die Schälchen mit dem Dessert kurz in heißes Wasser tauchen, anschließend auf Teller stürzen. Mit der Sauce begießen und die Erdbeerstücke dekorativ darauf verteilen.

Nährwert
circa 1050 kJ (250 kcal) pro Portion

Buttermilch-Quark-Dessert

Zubereitungszeit
circa 15 Minuten

Zutaten für 4 Portionen
350 g Sahnequark
150 g Buttermilch
75 g Zucker
1 EL Zitronensaft
250 g Heidelbeeren
2 Bananen

Zubereitung
❶ Den Quark mit der Buttermilch, dem Zucker und dem Zitronensaft schaumig rühren.

❷ Die Heidelbeeren waschen und putzen; einige Früchte für die spätere Garnitur beiseite legen.

❸ Die Bananen schälen, in dünne Scheiben schneiden und zusammen mit den Heidelbeeren unter die Buttermilch-Quark-Creme heben.

Nährwert
circa 1470 kJ (350 kcal) pro Portion

Buttermilch-Kirsch-Mix

Zubereitungszeit

circa 15 Minuten

Zutaten für 2 Portionen

150 g Kirschen
150 Honigmelone
300 g kalte Buttermilch

Zubereitung

❶ Die Kirschen waschen und entsteinen.

❷ Die Schale der Honigmelone entfernen.

❸ Die Früchte im Mixer pürieren.

❹ Die Buttermilch hinzufügen und alles gut miteinander vermischen. In zwei Gläser füllen und servieren.

Nährwert

circa 460 kJ (110 kcal) pro Portion

Weißer Engel

Zubereitungszeit

circa 5 Minuten

Zutaten für 2 Portionen

200 ml Orangensaft
200 g Buttermilch
2 Kugeln Vanilleeis

Zubereitung

❶ Den Orangensaft im Mixer mit der Buttermilch vermischen.

❷ Das Getränk in zwei Gläser füllen, etwas Platz für das Eis lassen.

❸ Je eine Kugel Vanilleeis in ein Glas geben und sofort servieren.

Nährwert

circa 965 kJ (230 kcal) pro Portion

Tomaten-Kräuter-Buttermilch

Zubereitungszeit

circa 10 Minuten

Zutaten für 2 Portionen

$1/_2$ Bund Kerbel
$1/_2$ Bund Petersilie
2 Sauerampferblättchen
150 ml Tomatensaft
1 EL Zitronensaft
150 g Buttermilch
schwarzer Pfeffer
Salz

Zubereitung

❶ Kerbel, Petersilie und Sauerampfer waschen und hacken.

❷ Die Kräuter mit dem Tomatensaft und dem Zitronensaft in den Mixer geben und alles gut miteinander vermischen.

❸ Die Buttermilch darunter rühren und das Getränk mit Pfeffer und Salz nach Belieben abschmecken.

Nährwert

circa 250 kJ (60 kcal) pro Portion

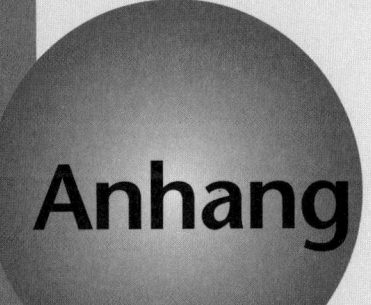

Anhang

Sachregister

Verzeichnis der Pflegerezepte

Verzeichnis der Kochrezepte